医薬研究者のための
評価スケールの使い方と統計処理

ルイ・パストゥール医学研究センター
奥田千恵子 著

KINPODO

はじめに

　医薬研究においては，従来から，身体機能測定や生化学検査など，機器を用いてデータ収集を行うことが多いため，質問紙などの主観的評価スケールを用いて得た，治療による症状の変化や薬の副作用の訴えに関するデータは補助的な扱いを受けてきました．恣意的に取捨選択ができ，見方を変えればどうとでも取れる，論拠とするには弱いデータと見なされてきたわけです．事実，患者や医師の言葉を客観的かつ定量的な研究データとして捉えるのは容易ではありません．医薬研究者は，やむなくこのようなデータを扱わなければならなくなると，安易なデータ収集を行い，不適切な統計処理をほどこしてしまう傾向があり，また，そのことに対して自他共に寛大なため，このようなデータの価値をさらに下落させてしまうという悪循環に陥っています．

　最近は医療の現場において，生存期間や臨床検査値からはとらえきれない症状に対する処置や，クオリティ・オブ・ライフの改善を目指した治療が重視されるようになり，新薬や外科的処置の効果を調べる医薬研究においても，治療による症状の軽減，身体機能の回復の程度，慢性的疾患の症状の変化，薬の副作用の有無などに関して，評価スケールによるデータ収集を行う機会が増えてきました．

　古くから，評価スケールや評価テストが，パーソナリティや学力を測るための「測定道具」として用いられてきた心理学や教育学分野では，得られた結果が信頼できるかどうか，あるいは，意図したものが測定されているかどうか，ということが厳しく問われてきました．一方，これまで「主観」という，人間特有の「偏り」の扱いに神経を尖らせてこなかった医薬研究者は，新たな困難に直面することになりました．投稿に際して，用いた評価スケールの計量心理学的な性質を問われたり，不適切な統計処理にクレームがつけられたりすることが多くなったのです．そして，主観的評価スケールによるデータの再収集は

極めて困難です．

　本書は痛みや不安，生活能力といった一見つかみどころのない概念を，どのような言葉で評価し，どのようなプロセスで統計処理が可能な数値へと変換するのか，また，そのような評価スケールを計量心理学的に検定する手法，および，収集したデータの統計解析法に関して，医薬研究者の視点からわかりやすく解説しました

　本書を出版する機会を与えていただいた金芳堂の村上裕子氏に深く感謝いたします．

2007年4月

　　　　　　　　　　　　　　　　　　　　　　　　　　　奥田千恵子

目　次

1　測定とは何か ……………………………………………………………… 5
　1.1　数値の力 ……………………………………………………………… 6
　1.2　測定の基準 …………………………………………………………… 8
　1.3　生体を測る …………………………………………………………… 10

2　感覚を測る ………………………………………………………………… 15
　2.1　心は測れるか ………………………………………………………… 16
　2.2　感覚閾値の測定法 …………………………………………………… 17
　2.3　痛みの測定 …………………………………………………………… 20
　2.4　痛みの評価スケール ………………………………………………… 23

3　既存の評価スケールを探す …………………………………………… 27
　3.1　既存の評価スケールの利点 ………………………………………… 28
　3.2　さまざまな既存の評価スケール …………………………………… 29
　3.3　既存の評価スケールに関わる諸問題 ……………………………… 47

4　新たな評価スケールを作る …………………………………………… 51
　4.1　評価スケール作成の手順 …………………………………………… 52
　4.2　質問項目および回答選択肢の作成に関わる諸問題 ……………… 52
　4.3　特殊なスケール ……………………………………………………… 58
　4.4　スコアリング ………………………………………………………… 61
　　4.4.1　スコアリングの方法 …………………………………………… 62
　　4.4.2　スコアの標準化 ………………………………………………… 66
　　4.4.3　スコアのカテゴリ化 …………………………………………… 70

5 評価スケールの検定 79
- 5.1 評価スケールを測定道具にするためには 80
- 5.2 信頼性 81
  - 5.2.1 信頼性の検定方法 81
  - 5.2.2 信頼性係数 91
  - 5.2.3 その他の信頼性の指標 92
    - A．評価者間のばらつきを含めた信頼性係数 92
    - B．テスト－再テスト信頼性係数 93
    - C．コーエンの κ 係数 97
    - D．クロンバッハの α 係数 100
- 5.3 妥当性 102
  - 5.3.1 表面的妥当性 102
  - 5.3.2 内容的妥当性 103
  - 5.3.3 基準関連妥当性 103
    - A．ピアソンの相関係数 104
    - B．スピアマンの相関係数 105
    - C．ファイ係数 107
  - 5.3.4 構成概念妥当性 109

6 評価スケールを研究に用いる 113
- 6.1 評価スケールに求められる性質 114
- 6.2 評価スケールによるデータの収集 114
  - 6.2.1 被験者の選択 114
  - 6.2.2 反応性 115
  - 6.2.3 標本数の算出 116
- 6.3 データの集計と探索 119
  - 6.3.1 連続変数と離散変数 119
  - 6.3.2 正規性の検定法 119

6.4 パラメトリック検定法とノンパラメトリック検定法……………… 122
　6.4.1 順位統計の基本……………………………………………… 122
　6.4.2 対応のない2群の比較………………………………………… 124
　　A．対応のないt検定（パラメトリック） …………………… 125
　　B．マン・ホイットニーの検定（ノンパラメトリック）……… 128
　6.4.3 対応のある2群の比較………………………………………… 132
　　A．対応のあるt検定（パラメトリック）……………………… 132
　　B．ウィルコクソンの符号付順位検定（ノンパラメトリック） … 134
　6.4.4 対応のない3群以上の比較（群全体に対して）……………… 136
　　A．1元配置分散分析（パラメトリック）……………………… 136
　　B．クラスカル・ウォリスの検定（ノンパラメトリック）…… 139
　6.4.5 対応のある3群以上の比較（群全体に対して）……………… 141
　　A．反復測定分散分析（パラメトリック）……………………… 141
　　B．フリードマンの検定（ノンパラメトリック）……………… 144
6.5 多重比較法……………………………………………………… 146
　6.5.1 すべての2群間の比較………………………………………… 147
　　A．テューキーの検定（パラメトリック）……………………… 148
　　B．スティール・ドゥワスの検定（ノンパラメトリック）…… 150
　6.5.2 対照群との比較………………………………………………… 153
　　A．ダネットの検定（パラメトリック）………………………… 154
　　B．スティールの検定（ノンパラメトリック）………………… 155

■本書で用いたEXCELの関数 ……………………………………… 157
■付表 ………………………………………………………………… 161
　1．ステュデント化された範囲の分布 …………………………… 161
　2．ダネットの検定のための限界値表 …………………………… 162
■参考文献 …………………………………………………………… 163
■索　　引 …………………………………………………………… 164

1 測定とは何か

1.1 数値の力

ヒトは自覚症状さえ信じられない

どうやら風邪をひいたらしい，熱がありそうと感じた時，わざわざ体温計を引っ張り出してくるのは何故でしょう？　仕事や学校に行くか，それとも病院に行くか，あるいは解熱剤を飲むべきかどうか決めかねて，とりあえず測ってみるのですが，時として，大したことはないと思っていたら39℃もあったとか，逆にかなりありそうなのに平熱に近かったとか，自覚症状が案外あてにならないとわかることもあります．発熱は生体防衛反応の1つの症状と考えられています．生体にとって有利か不利かという議論はありますが，発熱は哺乳類のみならず鳥類や爬虫類，両生類，魚類にいたるまで起こるようです．

本来，人間には発熱を体調の変化として正しく感知する能力が備わっていたと思われるのですが，風邪ぐらいで大事な仕事を放り出せないとか，学校を休む口実になりそうだ，他人にうつしてはいけないなど，社会生活の中でのさまざまな思惑が働き，自分のバイタルサインの受信感度を鈍らせてしまいます．社会的動物であるヒトは，自分の体の温度という一見単純な物理量でさえ確信が持てず，その結果，十分な休息をとるという風邪に対するもっとも効果的な治療法を正しく選択できなくなっていると言えるかもしれません．体温測定は病気の1つの側面を，客観的かつ定量的に捉えて，ヒトが取るべき行動の指標となってくれます．

身近な数値データ

「熱がありそう」という訴えは当人さえあまり自信が持てないのに対して，なぜ，「38℃あるので」と言うと誰もが納得してくれるのでしょうか？　体温計に限らず，体重計や巻き尺，時計など，日常生活で身体測定に用いられる機器の測定原理は比較的単純で，その精度や生理的な変動範囲に関してはほとんどの人が共通認識を持っています．ちなみに体温計の精度（precision），すなわち測定誤差の最大値は約±0.2℃です．この値は体温の変動範囲（通常の体温計に目盛られた温度範囲）に比べればわずかです．また体温計の読みはおそ

らく世界中で通用し，人々の受けとめ方も大差はないだろうと思われます（華氏温度が日常的に用いられている地域では通じにくいかもしれませんが）．

　血圧計や体脂肪計となると測定原理にまで精通している人は少ないかもしれませんが，少なくとも日本ではこれらの家庭用機器に対しても信頼度はかなり高く，徐々に健康管理の道具として定着してきているようです．生活習慣病が成人病と呼ばれていた頃から，「運動を続けると血圧が下がります」とか，「体脂肪率が高いので食事内容を見直しましょう」といった努力目標は何度となく示されてきましたが，克己心の必要な食事制限や運動を持続的に行なうのは容易なことではありません．医療機関で数ヵ月に一回程度検査を受けたり，家族や知人から「ちょっとスマートになったね」などと声をかけられるよりも，身近な機器を用いて，日々の努力の結果がいつでも数値で確かめられるというのは持続のための大きなモチベーションになります．

　近年，内臓脂肪の蓄積が糖尿病や高血圧，動脈硬化，心不全，肝硬変，癌などの発症に深く関わっていることが明らかになり，「メタボリックシンドローム」という複合型のリスク症候群として捉えられるようになりました．内臓脂肪の蓄積は皮下脂肪に比べて生活習慣の改善に反応しやすく，家庭でも日常的に測定できるウエスト周囲径の変化が，この症候群のもっとも重要な診断項目になっていることが一般の人々のメタボリックシンドロームに対する関心を高めていると思われます．

数量化の始まり

　私たちが体温計の表示する温度や，腕時計で測られた脈拍から体調の変化を知り，巻き尺や浴室の体重計でダイエットの成果を日々確認しているように，古代の人々にとって，感染症にかかったり大きな傷を負った後の体のほてりや冷え，動悸などが生死を分けるサインだったり，新生児がどの程度の大きさであれば無事に育つかといったことは大きな関心事だったのではないでしょうか．

　人は誰でも，石ころや棒切れのように個々に独立して存在する物体なら，5個とか，3本と数えることができます．このような能力は生まれつき備わって

いると言われています．ところが長さや重さ，熱さ，硬さなどの連続した量は，感覚として認知できていても，あるがままの状態で数えるということはできません．まず，なんらかのルールに基づいて対象を均一な単位量（unit）に分割するという，数量化（quantitation）の手続きが必要です．分割された単位量の数を数えれば対象を測定したことになります．古代の人々は指や腕の長さなど，自分の身体を測定器具として，集団で生活していく中で必要なさまざまなものを測定していました．例えば，長さの単位であるインチ（inch）と寸は親指の横幅，フィート（feet）は足の大きさ，ヤード（yard）は手を伸ばした時の鼻先から親指まで，尺は手を広げたときの親指の先から中指の先までの長さを表しています．これらの単位の長さは時代を経て変化していったので，現在の値は当初のものとは異なっています（参考文献12）．

1.2　測定の基準

共通の基準を定めるために

　本来，長さや重さの数量化は自然発生的なものであり，測定の単位は地域によって異なっていました．そのため，長らく，商取引には諍いや不正が絶えることがなく，課税や軍需物資の生産調整など，国の政策にも支障が生じていました．為政者は度量衡の統一，すなわち長さや重さの共通の基準を決める必要性を痛感していたものの，手の施しようがないほどに混乱を極めていました．権力者が恣意的に決めた基準では人々が慣れ親しんだ度量衡を放棄させることはできない，然らば万古不易の物体である地球の大きさを長さの基準にするしかあるまいと，無謀とも言える決定がなされたのはフランス王政の末期の1792年でした．

　ルイ16世の命を受けた2人の天文学者，ドゥランブル（Delambre）とメシェン（Méchain）がパリからそれぞれ北と南に向かって測量を始めた直後に，折悪しくフランス革命が起こりましたが任務はそのまま続行されました．2人は政情不安定な時期に，フランス北岸のダンケルクから，ほとんどが山岳地帯であるスペイン南岸のバルセロナまで，7年という歳月をかけて困難な三角測量

を繰り返したのです．その結果を基にして北極から赤道までの子午線の長さが推定され，1メートルはその1000万分の1と定められました（参考文献16）．

国際単位系（SI）

その後，1875年にメートル条約が締結され，白金90％，イリジウム10％の合金で1メートルの長さのメートル原器が30本作られ，その中の1本が国際メートル原器と定められました．条約加盟国にはそれぞれ残りのメートル原器が配布されましたが，それを国際メートル原器と比較して誤差を求めなければならず，また紛失や焼損の恐れがあるということから，1960年にはどこにいても定義が可能なクリプトン86原子から出る光の波長を基準とするようになりました．さらに1983年からは1メートルは光が真空中で299,792,458分の1秒間に進む距離と定義されています．

国際化，グローバル化が進むにつれて世界のさまざまな単位を統一する必要性が高まり，1960年に開かれた国際度量衡総会において国際単位系（SI, International System of Unit）が採択されました．国際単位系では，時間（s：秒），長さ（m：メートル），質量（kg：キログラム），電流（A：アンペア），熱力学温度（K：ケルビン），物理量（mol：モル），光度（cd：カンデラ）の7つの基本単位（base units）が定義されており，これらを組み合わせて速度（例：m/s）や濃度（例：mol/m^3）などの組立単位（derived units）を定義することができます．国際単位系（SI）の接頭語であるキロ（k）やセンチ（c），ミリ（m），さらに，SIには属さないがSIと併用される単位として分（min）やリットル（L）などがあり，cm/minやmg/Lなども組立単位です．また，セルシウス温度（℃）はSIのケルビンとはK＝℃＋273.15の関係があります．1992年に全面改正された日本の計量法では，用途を限定して，mmHg（血圧）やcal（熱量）などのSI以外の単位も規定されています．

基準はどのように用いられるか

実際にものを作る現場では長さを測る度に光速と比較しているわけではありません．実用標準器としてさまざまな寸法の直方体のブロックゲージが作られ

ており，これを用いてものづくりに使われるノギスやマイクロメータなどの精度がチェックされます．そのブロックゲージはさらに上位の国家基準により較正されます．日本では国家基準として，よう素安定化 He-Ne レーザの周波数を利用しており，独立行政法人産業技術総合研究所　計量標準総合センター（旧経済産業省産業技術総合研究所　計量研究所）で管理されています．

その他の測定機器の較正も同様な手順で行なわれます．質量の基準は1889年に定義されたものがそのまま現在も用いられており，直径，高さとも約39mmの円柱形状で白金90％，イリジウム10％の合金でできている国際キログラム原器が，パリ近郊の国際度量衡局に保管されています．これが『1 kg の質量の真の値』であると，全世界が認めているわけです．同様のキログラム原器が各国に配布され，約30年ごとに国際キログラム原器と比較較正されています．国家基準となる日本のキログラム原器は上述の産業技術総合研究所に保管されていますが，その最新の測定値（1993年）は，この100年間で 7 μg しか変化していません．国際キログラム原器を基準にして，下位の基準（日本のキログラム原器）の同等性を確認して，これを国家基準とし，これを用いて認定事業者が保有するさらに下位の基準を較正し，それを用いて，例えば家庭で使われている体重計がチェックされています．

つまり，機器により測定できる物理的な量は，機器の製造現場での下位の基準から順に，上位の国家基準，さらに国際基準へとたどれるトレーサビリティ（traceability）が確保されていることで測定機器の精度が保障されているのです（独立行政法人産業技術総合研究所　計量標準総合センター　www.nmij.jp）．

1.3　生体を測る

揺れ動く検査値

測定対象が生体となると，誤差の原因は測定機器だけにあるわけではありません．例えば血圧計はメーカーが所有する標準圧力によって較正されており，その標準圧力は，産業技術総合研究所が供給している国家基準の圧力により較正されていますから，圧力を測定する機器としての精度は十分確保されている

といえます．

しかし，実際に人間の血圧を測定するとなると，どんな場所で，どの時間帯に，どんな姿勢で測定するか，などによって大きく変化します．一般に病院で測定すると医師や看護師の白衣を見ただけでストレスになり，家庭で測定した値より高くなる傾向があるので「白衣高血圧」と呼ばれています．また，日中，病院で測定すると正常血圧なのに，家庭で夜間や早朝に測定すると血圧が高いことがあり，高血圧が見逃されやすいので「仮面高血圧」とか「逆白衣高血圧」などと呼ばれています．

生体が置かれた状況によって血圧が異なるのは生理的にはむしろ正常なことで，ある特定の条件で測定した値をその人の『真の血圧』と定義するのは不適切です．どのような検査値にもこのような生理的な変動はつきものですから，臨床研究においては，研究目的に応じて測定条件を設定する必要があります．また，日常臨床においても，日本高血圧学会による高血圧治療ガイドライン（2004年改訂版）では日内変動を十分考慮した治療を心がけるよう留意されています．

体内とは異なった環境で行なわれる生化学的検査

基準の定義に複雑な実験系が用いられている生化学的検査では，誤差の原因となりうる因子はさらに増えます．一般的な検査項目となっているものはほとんどが自動分析装置で行なわれていますので，試料や検査試薬のピペッティング，吸光度などによる測定に関わる誤差はメーカーが適切に較正を行なっていればあまり問題にはなりません．しかし，いったん体から取り出された物質は，体外に出た瞬間から体内とは異なった条件下に置かれることになりますので，『体内での真の値』を知るのは非常に難しいのです．検査試料の採取方法や保存状態などにより測定値が大きく変わってしまう場合があります．例えば，肝機能の検査に用いられるGOT（AST）やGPT（ALT）は血球成分にも含まれるため，血清分離までの時間や，不適切な分離操作などによる溶血により影響されることが知られています．

これらの酵素の値は，現在はIU/Lという国際単位（International unit, IU）

で表示されていますが，これは前述の国際単位系（SI）とは別もので，酵素活性を表すために国際生化学・分子生物学連合が1964年に定義したものです．「至適条件下で 1 μmol の基質を変化せしめることの出来る酵素量を 1 単位とする」と定められています．測定試料 1 リットルあたりの量に換算したものが IU/L ということになります．「至適条件下」とありますが，国際単位が導入された当時は，反応温度は30℃を標準とすると定められていました．しかし実際に用いられている検査用測定装置のほとんどが体温に近い37℃に設定されているため，1992年に日本臨床化学会勧告法の変更が行なわれました．したがって最近の臨床検査値の測定温度は特に記載されていない限り37℃です．このように，生化学的検査法や測定機器は日々進歩しており，検査機関は検査方法の変更の度に，新旧の検査データの違いや施設間差に対する対応に追われて，世界中どこでも通用する測定基準の確立が難しいという現状があります．

臨床で用いられるさまざまな指標

　一般的な，生理学的測定や生化学的検査以外にも，疾患・障害別のさまざまな指標があります．疾病の病理学的変化を反映する機能障害の指標として，筋力や，持久力，感覚，意識，記憶，知能などが測定されています．また，それらの機能を損なうことによって，個人の生活や社会参加がどの程度制限をうけているかということや，患者の主観的な健康感や幸福感にいたるまで評価の対象となってきています．

　臨床において生体を測る目的は，対象者の生体現象を正しくとらえて記録し，治療効果を高めるために利用することです．したがって測定値が正確であることだけではなくて，簡便で誰でも測定できることや，臨床的に利用しやすいことも重要な条件になります．例えば，整形外科学領域などで用いられる関節可動域（range of motion, ROM）は，対象者の関節の運動範囲を角度で測定しますが，その方法としては，1）観察によるもの，2）角度計を用いた徒手による計測，3）電気角度計を装着する方法，および，4）3次元動作解析装置による方法があります．精度や動的測定などの面では劣るものの，臨床ではほとんどが前 2 者で行なわれています．また，意識，記憶，知能などの高次脳機能

は，限界を承知しつつ，主観による評価が行なわれているのが現状です．最近は非侵襲的な脳機能計測の技術が進歩し研究に用いられるようになってきましたが，そのような機器測定が臨床検査として用いられるようになるにはまだ時間がかかりそうです（参考文献11）．

この章のまとめ

　一般に機器測定により得られた数値データは，客観的かつ定量的であり，精度の高い情報と見なされているが，その本質は測定基準にある．機器により測定される物理的な量には世界中どこでも通用する厳密に定義された基準，すなわち『真の値』が決められており，それにより測定機器を較正すれば，精度，すなわち，誤差の最大値が求まるということで測定値の信頼性が確保されている．しかし，医薬研究における測定対象は生体であるため，測定誤差以外のさまざまな因子が測定値に影響を与え，誤差の要因となる．体内の臓器に由来する物理的な量は状況により時々刻々変化しており，体外に取り出された生体物質の量も測定条件によりさまざまな影響を受けるため，『真の値』を求めるのは容易ではない．

2

感覚を測る

2.1 心は測れるか

カントの呪縛

　手のひらの感覚でものの重さを測り，歩いた後の疲労感で距離を測っていた古代の人々は，重さや長さを単位量に分けるというプロセスを置けば，個々に独立した物体のように数えられるということを発見するや，身の回りのさまざまなものを測り始めたわけですが，中世に至ると，天体を観測して角距離を測るという方法で，自分の視野をはるかに超えた距離を測定することができるようになりました．また，機械時計が発明されると，時間の長さが，光と闇という自然現象ではなく，人間の裁量によって決められるようになりました．

　測定の対象が人間の感覚を超え，外に向かって広がっていっただけでなく，心の内面までも測定可能と考えられるようになっていったのもこの頃です．中世の人々は確実さや徳，優美さなどという性質も，物理的な量と同じように数量化できると無邪気に考えたようですが，18世紀の哲学者，カント（Kant）は，心という見えざる対象を客観的に観察できるようにし，何らかの物差しを当てて数値で表すことの難しさを近代の心理学者たちの前に突きつけました．

1．自らの心が自らの心を捉えることはできるか．
2．実体を欠く心を実証科学の対象とすることはできるか．
3．あらゆる科学の基盤に数学があるが，心の科学にはそれがあるか．

と，「カントの呪縛」として知られている疑問を投げかけたのです．カント自身は心の科学を成り立たせることは困難，ないしは不可能であると主張しています．

感覚閾値を数値で捉える

　カントの呪縛からの解放を目指し，現在の計量心理学（psychometry）の先駆けとなったのは，19世紀半ばに，ウェーバー（Weber）によって行なわれた触2点弁別閾値の計測実験です．触覚は痛覚や圧覚，温覚，冷覚などと同様，

体性感覚の1つです．皮膚の上の2点を，ある距離をおいて，先の尖った装置（触覚計と呼ぶ）で刺激すると，2点の間に十分な間隔があれば異なった2点として感じることができますが，2点間の距離を徐々に短くしていくと，ある距離のところで1点と感じるようになります．この距離を触2点弁別閾値といいます．ウェーバーは身体各部位の皮膚上でこの触2点弁別閾値を測定し，感覚の鋭敏な部位と鈍感な部位があることを明らかにしました．現在では，触覚をはじめとするさまざま体性感覚を引き起こす刺激に対応する受容器が，実体として皮膚に存在することが知られていますが，当時としては，感覚という，当人しか知りようのない事象を，初めて，客観的な2点間の距離という物理的な量へと変換し，数値として捉えることができたのです（参考文献15）．

2.2 感覚閾値の測定法

刺激量と生体反応の関係

　皮膚の感覚だけでなく，視覚や，聴覚，味覚，臭覚などをつかさどる感覚器官はいずれも，外から受信した信号を情報として脳に伝えるという役割を持っています．それらの器官が正常に働いているかどうかを確認するには，触2点弁別の場合と同様，音や光，熱，圧などの物理的な刺激や化学物質を定量的に与え，人が感覚として捉えることのできる刺激量（S）の最小値，すなわち閾値（threshold）を測定します．臨床検査として行われている視力や聴力，味覚などの検査では，生体側の反応（R）は被験者自身が発する言葉や，ボタン押しによって，「見える／見えない」，「聴こえる／聴こえない」という2値変数（dichotomous variable）で出力されます．

　一般に，閾値の測定が理想的に行なわれたとすれば，加えた刺激量（S）と生体側の反応（R）の関係は，ある刺激量，$S = S_0$ において，生体側の反応（R）は，感じない（$R = 0$）から，感じる（$R = 1$）に変化し，図2−1のようなステップ関数となるはずです．

　触2点弁別の場合，刺激量（S）にあたるのは触覚計が触れた皮膚上の2点間の距離，また生体側の反応（R）は，1点と感じた時は，0，2点と感じた

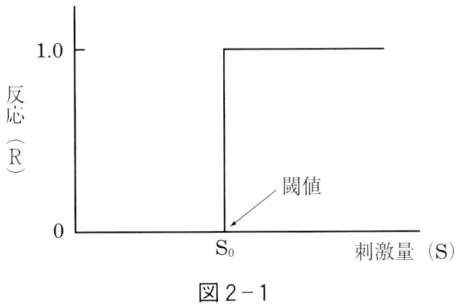

図2-1

時は，1とします．Rが0から1に変わる時の刺激量が触2点弁別の閾値です．

現実の閾値の測定には，被験者の意識がいろいろな形で介在します．例えば，刺激量（S）を徐々に大きくしたり，小さくしたりすると，被験者は次の刺激を予想して反応するので，どの方向に刺激量の大きさを変化させるかはランダムに行なわなければなりません．また，測定ごとに感覚は揺れ動きますから，実際には刺激量を変えながら何回か測定を繰り返し，各々の刺激量ごとに，感じる（R＝1）と反応した割合（ϕ）を算出すると，図2-2のようなS字状曲線となります．このグラフ上で，閾値とは，感覚が生じる確率，ϕが，0.5となる刺激量，$S_{0.5}$，であると定義されます（参考文献15）．

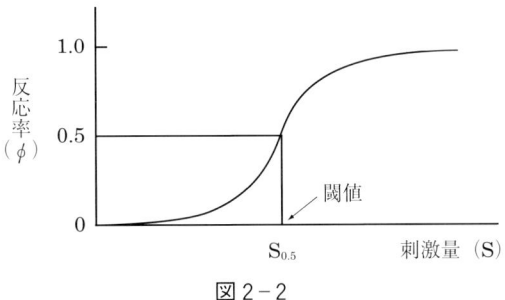

図2-2

言葉が介在する感覚器官の検査

いずれの感覚器官の検査（閾値測定）においても，被験者自身が検査方法を理解し，反応（R）の有無を言葉や行動で表現する必要があります．そのため

言葉を解さない幼児や意識障害者の測定は困難です．生体側の反応（R）を機器により捉えようとする試みはいろいろなされていますが，実用化されているものはごくわずかです．聴覚に関しては，音刺激により頭皮上から得られる聴性誘発電位が脳幹に起源を有する電位であるため，意識の有無の影響を受けず検出され，波形の安定性が高いことから，乳幼児などの聴覚検査に利用されています．この聴性脳幹反応（auditory brainstem response）は脳死の判定にも補助的検査として用いられています．

感覚の個人差

　感覚器官の閾値（$S_{0.5}$）は，標準的な方法で測定すれば，正常人ではほとんど同じで個人差はありません．しかし，刺激量（S）が閾値を越えた場合は，通常の生活音が近隣との諍いの種になったり，風呂の湯の温度に好みがあることからわかるように，生体側の反応（R）には個人差があります．ですから，反応（R）は，「感じる／感じない」ではなく，「どのくらいの大きさか」が問題になりますが，これを機器により測定することはできません．しかし，外部から入力される刺激量（S）の大きさは，コントロールしたり，計測機器で測定して客観的に示すことができるので，「夜間は50デシベル以下に」とか，「湯加減は39℃程度の方が体によい」などと，理性による相互理解は可能です．

　味や匂いに関しても，入力される刺激量（S）を塩分や糖分の濃度計を用いて数値化することは可能ですが，塩を少量加えた方が砂糖の甘味が増すなど，人間が実際に感じる味や香り（R）は複雑です．食品や化粧品のメーカーでは新製品の開発などに際して，機器では測定できない微妙な味や香りを数値化するために，人間の味覚や臭覚を機器として，一定の手法にのっとって味や匂いを評価する官能検査（sensory evaluation）が行なわれています．

　官能検査には分析型と嗜好型があり，検査員をパネル（panel）と呼んでいます．分析型官能検査では，味や香りの特性を言葉で描写したり，数種類の食品の味や香りの差を検出しなければならないので，パネルには分析機器のような鋭敏な感度や再現性，感覚を客観的に描写する表現力などが求められます．一方，嗜好型官能検査は人々の好みの傾向を調べるのが目的ですから，感覚の

個人差を反映するようなごく普通の人々の中から，できるだけ多くのパネルを選び，2，3種類の製品の味や香りを比較してもらいます．最近では味や匂いにとどまらず，自動車の乗り心地，クッションのすわり心地，テレビ画像の鮮明さ，ステレオの音響など，さまざまな産業分野で官能検査が行なわれています（参考文献3）．

内部からも発生する感覚

　感覚器官は，本来，刺激を求心的に中枢に伝える器官ですが，時には外からは何も刺激（S）がなくても，生体側の反応（R）のみが働くことがあります．例えば，耳鳴りもそのようなやっかいな症状の1つです．難聴などの耳の病気に伴って起こることが多いので，原因を治療することにより改善しますが，中には慢性化して治りにくいものもあります．訴えている本人しか聞くことのできない音を，できるだけ客観的に捉えるための耳鳴り検査というものがあります．専用の機器を用いて，音の高さ（ピッチマッチ検査）や，大きさ（ラウドネスバランス検査）を変えて聞かせ，自分の耳鳴りの音と比べます．これらの検査により，治療者も，現実には存在していない，患者のみが自覚している音と近い音を聞くことができることになり，ある程度耳鳴りの部位などが特定できます．耳鳴りだけではなく，いずれの感覚器官にも本人しか感じることができない感覚は存在しますが，一般的に，そのような自覚症状の質や強度を，機器などにより客観的に捉え，定量化するのは極めて困難です．

2.3　痛みの測定

痛みの役割

　体の内部から発生する痛みは，客観的評価が難しい感覚の代表と言えます．他の体性感覚（somatosensory）と同様，皮膚には刺激に応答する受容器の存在が知られています．強い圧迫などの機械的刺激だけではなく，熱や寒冷，化学物質なども痛みを生じるので，それらの刺激を総称して侵害刺激と呼び，その受容器は侵害受容器（nociceptor）と呼ばれています．受容器は皮膚だけでは

なく，粘膜や，筋，腱，関節嚢，血管周囲，腸管などにも存在します．受容器に刺激が加わると，まず感覚神経にインパルスが発生し，神経線維や損傷細胞からはブラジキニンやセロトニンなどの発痛物質が放出され，その後炎症反応が起こります．

　稀な疾患ですが，先天性無痛覚症の患者は怪我や火傷に気がつかず，子供のうちに反射的な運動による防御反応も身につかないため，大人になってもよく大怪我や骨折をしてしまいます．また，痛みを感じないと，修復されないままの組織が細菌繁殖の標的となって致死的な感染症を引き起こしてしまいます．このように，急性の痛みは体の内外で発生した危険や異変を察知して，素早く避けるための信号としての役割を，また，組織損傷の後の炎症による痛みは，できるだけ損傷部位を動かさないようにすることで回復を促す役割を持つと考えられています．

痛覚の閾値の測定

　他の感覚器官と同様，痛覚の閾値（pain threshold）の測定は，刺激量（S）に対する生体側の反応（R）を，被験者の言葉や行動から捉えるという方法で行なわれます．正確に測定するには，侵害刺激として，パルス状にした電気刺激の強さを段階的に上げていくという方法が用いられています．低い刺激レベルでは不快感は生じませんが，閾値を越えると鋭い針でつつくような感じに変わります．この方法で測定した痛みの閾値は，他の感覚と同様，正常人ではほとんど個人差はありませんが，糖尿病性の末梢神経障害患者などでは閾値の上昇や低下，すなわち，皮膚感覚の鈍磨や過敏状態が起こります．

　言葉を発することができない動物モデルにおいても，足や尻尾を引っ込めるという逃避行動を観察することで痛覚閾値を測定することが可能です．また，臨床現場では，意識レベルを調べる目的で，痛み刺激に対する逃避行動が利用されています．救急医療で意識混濁の判定に用いられる Glasgow coma scale（GCS）（☞p.29）や Japan coma scale（JCS）（☞p.30）では，痛み刺激に対して手足を動かす，顔をしかめる，開眼する，といった反応が見られない場合，もっとも意識レベルの低い状態と判定します．意識がなく，全く体を動かすこ

ともできない場合でも，痛みは交感神経の緊張を引き起こして，血圧や心拍数を上昇させます．全身麻酔下で行なわれる手術中は，患者のこのような反応をモニターしながら麻酔の深度の調節や鎮痛薬の投与が行われます．

痛みの許容限度の個人差

　生体にとって痛覚は必要不可欠な感覚ではありますが，同時に，疼痛はもっとも強いストレッサーの1つであり，一定限度を超えれば耐え難いものとなります．痛覚以外の感覚なら，快感も不快感も伴わずに，純粋に，いろいろな大きさの記号や色を見分けたり，特定の周波数の音を聞き分けたり，水の温度を推測したり，味や匂いを判定したりすることは可能です．しかし，閾値を越えた侵害刺激を与えられた時，純粋に，痛みの強さだけを見積もることはできません．ボランティアによる実験では，自分の意思で実験の中止を要求することができ，耐えられないほどの強度にはならないと保証された上で，電気刺激などの侵害刺激を与えられても，いくらかの不快な情動を伴います．不快感の大きさは被験者の経験や習慣の違い，実験者と被験者の関係などによって変わります．

　実際の疼痛患者の場合は，さらに，傷害や疾患そのものに対する恐怖感や不安感，まわりの人々の態度や治療法に対する不信感などが，痛みを修飾する要素として加わります．痛みを伴う疾患を持つ患者の臨床的所見と，患者の痛みの訴えは必ずしも一致しません．「痛みのゲート・コントロール説（gate-control theory）」で知られるウォール（Wall）は，同じ強さの刺激（S）を受けても，個人がおかれた状況によって，生体側の反応（R）は異なる，という事実を，「脊髄後角に入ってくる感覚神経からの刺激を，脳はただ受動的に受け取るのではなく，脳から下行してくる指令（下降性調節系）によって，脊髄の細胞から脳への出力が変わる」と説明しています（参考文献7）．

痛みは第5のバイタルサイン

　強力な鎮痛薬が利用できる現在，多くの患者を苦しめるのは本来の生体防衛のための急性の痛みではなく，原因病巣の治療が難しいために数週間から数ヵ

月にわたって持続する痛みや，既に傷害が治癒してしまった後にまで続く痛みです．あまり鎮痛薬の効果もない場合が多く，睡眠障害や食欲不振，集中力の低下が起こり，社会生活にも支障をきたすようになり，うつ状態などの精神的な症状も現れてきます．このような慢性痛は，原因にかかわらず，痛みによって新たに作られた「痛み症候群」とでも呼ぶべき，独立した疾患であるという考え方もあります．

2001年に，アメリカ医療施設評価合同委員会（JCAHO）が，痛みの医療に関していくつか具体的な提言をしていますが，その中で，従来の心拍，呼吸，体温，血圧に加えて，痛みを「第5のバイタルサイン（5th vital sign）」と規定した上で，「痛みの評価と治療を受けることは患者の権利である」としています．体温計や血圧計を用いるように，日常的に痛みを評価する必要があるということです．

2.4 痛みの評価スケール

残念ながら，他のバイタルサインのように，数分間，体に装着するだけで測定できる「疼痛計」はまだ出現していません＊．現在のところ，痛みの評価は患者の言葉に頼らざるを得ません．すなわち，「主観的評価スケール」を用いて行なわれます．臨床でよく用いられる評価スケールの形式には以下のようなものがあります．

＊　患者の皮膚に電極を貼り付け，低周波電流を流して，まず痛覚閾値を測定し，その上で実際の痛みと同程度と感じるまで電流の強さを引き上げ，患者が実際に感じている痛みを数値化する「痛覚定量分析装置」（ニプロ株式会社）が販売された（2007.3.22）．

A．目盛りのない直線スケール

この数日間のあなたの痛みの程度がどのあたりか，線の上に印をつけてください．

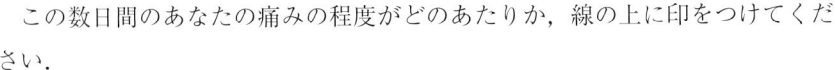

痛みなし　　　　　　　　　　　　　　　　　　　　これまでに経験した
　　　　　　　　　　　　　　　　　　　　　　　　もっとも激しい痛み

1970年頃から用いられるようになったビジュアル・アナログ・スケール（Visual analogue scale, VAS）と呼ばれる評価スケールです．100mmの線分の両端のみに説明文をつけ，どちらか一方をもっともよい状態，他方をもっとも悪い状態とし，中間には何も書きません．左端から被験者がつけた印までの長さを，ものさしにより，mmの単位で測定します．痛みの程度を2桁の連続変数（continuous variable）として扱うことができますが，目盛りのないスケールに慣れていない回答者が混乱する可能性も指摘されています．このような形式のスケールは，痛みだけではなく，気分や，好み，身体の機能的能力など，さまざまな主観的評価に用いられています．

B．選択肢によるスケール

過去1ヵ月間に，体の痛みをどのくらい感じましたか．一番よく当てはまるものに✓印をつけて下さい．

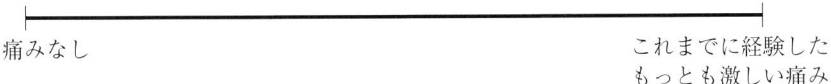

このような形式の評価スケールでは，通常は，各選択肢に段階的に変化する頻度や強度を表す言葉が用いられ，その順番に，1，2，3・・・と数字をつけます．

C．目盛上に選択肢のあるスケール

　この数日間のあなたの痛みの程度がどのあたりか，線の上に✓印をつけてください．

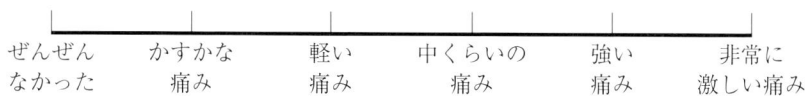

　線上に目盛りや程度を表す言葉を入れた，前2者の中間に位置するスケールです．目盛上や各選択肢の部分に，1，2，3・・・と数字をつけることもあります．被験者は目盛りと目盛りの間を選択することもできますが，集計時にはどちらか近い方のカテゴリに含めます．

D．言葉を用いないスケール

　この数日間のあなたの痛みに相当する顔の番号に○をつけてください．

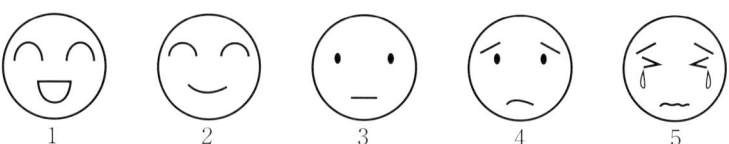

　痛みなどの情動的な要素を表現する言葉は，質問者と回答者の間で，同じ内容を指しているかどうかわからないことがしばしばあります．また，子供や，認知能力が低下している患者にとっては，このような質問に回答すること自体が困難です．そのような問題に対処するために，言葉を用いず，情動の強さを顔の表情で表したフェイススケール（face scale）を用いることもあります．

この章のまとめ

　感覚は主観的な事象であり，客観的にとらえるのは容易ではない．臨床的に行なわれている感覚の測定とは，通常，感覚器官が正常に働いているかどうかを確認する検査のことであり，音や光，熱，圧，化学物質などの刺激を外部から定量的に与え，感知できる刺激量の最小値，すなわち閾値を測定している．つまり，感覚閾値に関しては物理的な量に置き換えて客観的に捉えることができる．正常人では感覚器官の閾値に個人差はほとんどないが，閾値を越える刺激を与えた場合，それがどれほどの大きさのものとして認識されるかということに関しては個人差がある．中でも，痛覚は不快な情動を伴うため，痛みの強さだけを純粋に測定することはできない．疼痛患者では，さらに傷害や疾患に対する恐怖感や治療法に対する不信感など，さまざまな心理的要因が痛みを修飾する．主観的な痛みを数値化するには評価スケールに頼らざるを得ない．

3

既存の評価スケールを探す

3.1 既存の評価スケールの利点

　適正に較正された機器による測定値なら，『真の値』，あるいは，世界共通の基準があります．どの体温計を使っても同じ値が得られ，38℃という体温はどの程度の発熱か，誰もが共通認識を持っています．しかし，主観的評価スケールは，それぞれが，下限も上限も異なった数値が書かれ，目盛りの数や間隔もまちまちな体温計のようなもので，どの評価スケールを使うかによって得られる値が異なります．つまり『真の値』がないのです．そのため，自分の研究で得られた結果を一般化しようとする時，同じスケールを使ってなされた研究が他にもたくさんあるということは有利な条件となります．QOLの評価に用いられるSF-36（☞p.40）のような最近開発されたスケールは，大規模な研究の一環として作成され，十分な計量心理学的検定を経て用いられていますが，年代の古いものは少数の専門家の臨床経験に基づいて作られており，現在も選択肢の内容や順序付けに理論的根拠がないまま，多くの人が使っているから，という理由で広く用いられています．

　もし新たな評価スケールを作ることになったとしても，例えば，痛みの有無についての質問項目を，過去に用いられたことのないような表現で最初から考え出すのは非常に難しいことです．多くの場合，それ以前に作られたスケールの質問項目をそのまま，あるいは，わずかな変更を加えて用いられます．さまざまな評価スケールで繰り返し用いられていること自体が，その項目の有用性を表しており，元になった評価スケールが計量心理学的にすぐれているということの証明になります．

　新たな医薬研究を始めるにあたって何らかの評価スケールが必要になった時，まずは既存のものを探すというのが常道です．どの分野にも長い年月をかけて標準となっている評価法があります．まず，文献検索などにより自分の研究目的に合いそうな既存のスケールを探し出し，どのように使われているかを知っておくことが大切です．本章では，医薬研究によく利用されている評価スケールのいくつかを概観します．

3.2 さまざまな既存の評価スケール

3.2.1 疾患の重症度の判定

A．専門家の臨床経験に基づく評価

臨床の現場では，古くから患者の重症度を数値化する習慣があり，専門家の臨床経験に基づいていろいろな分類スケールが作られています．

Glasgow coma scale（GCS）は，グラスゴー大学のTeasdale, Jennettらが，重症頭部外傷の意識障害の程度を数量化しようとしたものです．さまざまな日本語訳が存在し，翻訳者も特定できませんが，表3-1はその中の1つです．開眼，発語，運動機能という3つの側面に分け，刺激に対する反応から意識レベ

表3-1 Glasgow Coma Scale

	スコア
E　開眼（eye opening）	
・自発的に（spontaneous）	4
・言葉により（to speech）	3
・痛み刺激により（to pain）	2
・開眼しない（nil）	1
V　言葉による最良の応答（best verbal response）	
・見当識あり（orientated）	5
・錯乱状態（confused conversation）	4
・不適当な言葉（inappropriated words）	3
・理解できない言葉（incomprehensible sounds）	2
・なし（nil）	1
M　運動による最良の応答（best motor response）	
・命令に従う（obeys）	6
・痛み刺激部位に手足をもってくる（localizes）	5
・四肢を屈曲する（fleses）	
・逃避（withdraws）	4
・異常屈曲（abnormal flexes）	3
・四肢伸展（extends）	2
・まったく動かさない（nil）	1

（参考文献4）

ルを，それぞれ最低値を1とし，4～6段階で判定した点数を合計します．したがって意識障害がない場合は15点，深昏睡は3点となります．

Japan coma scale（JCS）（表3-2）は，脳卒中の外科研究会による意識障害の分類で，3-3-9度方式とも呼ばれています．まず覚醒状態により，Ⅰ～Ⅲの3群に大分類し，各群を，さらに1～3に小分類しており，全部で9段階（正常者を含めると10段階）に分けられています．意識の清明な正常者は0，深昏睡はⅢの3，あるいは，300と表現されます．

表3-2　Japan Coma Scale

```
Ⅰ  刺激しないでも覚醒している状態
   1．意識清明とは言えない
   2．見当識障害がある
   3．自分の名前，生年月日が言えない
Ⅱ  刺激すると覚醒する状態（刺激を止めると眠り込む）
   10．普通の呼びかけで容易に開眼する
   20．大きな声または体をゆさぶることにより開眼する
   30．痛み刺激を加えつつ呼びかけを繰り返すとかろうじて開眼する
Ⅲ  刺激をしても覚醒しない状態
   100．痛み刺激に対し，払いのけるような動作をする
   200．痛み刺激で少し手足を動かしたり，顔をしかめる
   300．痛み刺激に反応しない

＊不穏状態があればR，尿失禁があればInc，慢性意識障害があれば
  Aを最後に付加する
```

（参考文献4）

GCS，および，JCSのいずれも，救急医療の現場で用いられることが多いので，短時間（約1分間）で簡単に測定できることが最優先され，数値に理論的な裏づけはありません．また身体反応を妨げる要因や，言語能力に障害がある場合には判定が困難です．

さまざまな疾患の重症度を表す分類も，専門家の主観的な判断に基づくランク付けがなされているという点で，昏睡スケールの延長上にあるといえます．Hugh-Jonesの分類（表3-3）は呼吸器疾患，また，New York Heart Association

(NYHA)の分類（表3-4）は心疾患の重症度分類に用いられています．これらの疾患を持つ患者は，重症度が増すにしたがって，軽い身体活動で疲労や動悸，息苦しさなどの症状が出現するようになるため，日常生活で見られる症状から，逆に，重症度を評価しようとするものです．

スケール自体は簡便ですが，実際の評価に際しては，歩ける距離や，昇降可能な階段の段数などを詳しく聞き取ったり，患者にある程度の動作をしてもらって，その反応を見たりしなければなりません．医者以外による評価は難しく，評価者間でレベルが一致しないこともあります．

その他の疾患特異的機能障害や重症度の分類方法に関しては，参考文献11，14などを参考にしてください．

表3-3 Hugh-Jonesの分類

Ⅰ度	同年齢の健常者と同様の労作ができ，歩行，階段昇降も健常者なみにできる
Ⅱ度	同年齢の健常者と同様に歩行はできるが，坂，階段の昇降は健常者なみにはできない
Ⅲ度	平地でさえ健常者なみには歩けないが，自分のペースなら1マイル（1.6km）以上歩ける
Ⅳ度	休みながらでなければ50ヤード（約46m）も歩けない
Ⅴ度	会話，着物の着脱にも息切れを自覚する．息切れのため外出できない

（参考文献4）

表3-4 NYHAの分類

Ⅰ度	日常の活動になんの制限も受けないもの
Ⅱ度	日常生活に多少の制限を受け，過度の運動に際して呼吸困難，動悸などが出現するもの
Ⅲ度	日常生活にかなりの制限を受け，軽度の体動でも症状が出現するもの
Ⅳ度	安静時にも症状を有し，わずかの体動でも症状が増強するため，病床を離れることができないもの

（参考文献4）

B．客観的な指標に基づく評価

　呼吸器や循環器の生理的機能は，スパイロメトリーや心電図などの機器検査により，客観的に評価することが可能です．一般に，心肺機能には十分な予備量が備わっており，初期の軽微な機能的異常は現れにくいため，ある程度負荷をかけると異常が検出しやすくなります．健常者や軽症患者の場合は，自転車エルゴメーターやトレッドミルを用いて，運動負荷量を正確に設定し，心電図をモニターしたり，呼気ガス分析を行うことで運動耐容能を測定します．リハビリテーション患者の訓練動作を決める目的でこのような検査を行なう場合には，あらかじめ決めた運動量や心拍数に達したら負荷を中止するという方法で測定されます．脳卒中などにより肢体が不自由な患者や，診断や評価をするに足るほどの負荷量がかけられない重症患者には，自覚症状から判定する評価スケールが必要になってきます．

　Specific activity scale（SAS）は，NYHA分類と同様，日常の身体活動能力を心疾患の重症度の指標にしています．あらかじめ運動量が把握されている21項目の日常活動が可能かどうかを，個別に回答するように作られています．運動量は，安静臥位時に消費される酸素量を表す代謝当量（metabolic equivalent, MET）の倍数で表されています（1 MET＝3.5ml O_2/kg/min）．例えば，1人でトイレに行ったり，着替えをしたりする時の運動量は安静時の約2倍に相当するため，2 METsと表示されます．1 METsから10 METs相当の身体活動が評価項目として用いられ，それらを総合的に判断して，心疾患の重症度をクラスⅠからクラスⅣに分類します．

　質問項目が具体的で，わかりやすく書かれているので，医者以外の人が判定したり，患者自身が評価スケールに記入することもできます．心疾患のみならず，QOL関連の身体活動能力の定量的評価にも利用されています．原版で用いられている身体活動に関する評価項目は，欧米の生活習慣に基づくものが多いため，日本語版（表3-5）では日本の実情に合わせて質問項目が改変されています．

表3-5　SAS

・この1週間をふり返ってあなたの症状は主にどれですか（○をつけて下さい）．				
息苦しさ，疲労感，動悸，その他（具体的に　　　　　　　　　　）				
・あなたの症状について下記の質問に答えてください（少しつらい，とてもつらいは，どちらも「つらい」に○をしてください．わからないものは「？」に○をしてください）．				
1．夜，楽に眠れますか（1 MET 以下）	はい	つらい	?	Ⅳ
2．横になっていると楽ですか（1 MET 以下）	はい	つらい	?	（〜1 MET）
3．1人で食事や洗面ができますか（1.6METs）	はい	つらい	?	
4．トイレは1人で楽にできますか（2 METs）	はい	つらい	?	
5．着替えが1人で楽にできますか（2 METs）	はい	つらい	?	
6．炊事や掃除ができますか（2〜3 METs）	はい	つらい	?	
7．自分で布団がしけますか（2〜3 METs）	はい	つらい	?	
8．ぞうきんがけはできますか（3〜4 METs）	はい	つらい	?	Ⅲ
9．シャワーをあびても平気ですか（3〜4 METs）	はい	つらい	?	（2〜4 METs）
10．ラジオ体操をしても平気ですか（3〜4 METs）	はい	つらい	?	
11．健康は人と同じ速度で平地を100〜200m 歩いても平気ですか（3〜4 METs）	はい	つらい	?	
12．庭いじり（軽い草むしりなど）しても平気ですか（4 METs）	はい	つらい	?	
13．1人で風呂に入れますか（4〜5 METs）	はい	つらい	?	
14．健康な人と同じ速度で2階まで昇っても平気ですか（5〜6 METs）	はい	つらい	?	
15．軽い農作業（庭掘りなど）はできますか（5〜7 METs）	はい	つらい	?	
16．平地を急いで200m 歩いても平気ですか（6〜7 METs）	はい	つらい	?	Ⅱ（5〜6 METs）
17．雪かきはできますか（6〜7 METs）	はい	つらい	?	
18．テニス（または卓球）をしても平気ですか（6〜7 METs）	はい	つらい	?	
19．ジョギング（時速8 km程度）を30〜400m しても平気ですか（7〜8 METs）	はい	つらい	?	
20．水泳をしても平気ですか（7〜8 METs）	はい	つらい	?	Ⅰ（7 METs〜）
21．なわとびをしても平気ですか（8 METs 以上）	はい	つらい	?	

（参考文献14）

3.2.2 感覚の測定

A．感覚器官の閾値の測定

2章で述べたように，感覚器官が正常に働いているかどうかを確認するには閾値を測定します．音や光，熱，圧などの物理的な刺激や，化学物質を定量的に与え，人が感覚として捉えることのできる刺激量（S）の最小値を，被験者の反応（R）から捉えたものが閾値です．例えば，聴力検査では，周波数と音量の異なる音を聴かせ，「聴こえた／聴こえない」を，被験者のボタン押しによる反応で判定します．臨床検査で用いられるオージオグラム（audiogram）（図3-1）は，半対数グラフの横軸（対数）に，125ヘルツから8000ヘルツまでの倍々の周波数，縦軸はデシベルの値が目盛ってあり，それぞれの周波数で聴こえる最小音のデシベル数を記入します．正常であれば，すべての測定値が0デシベルの近くに水平に並びます．また，通常のヘッドホンによる気導聴力検査と，骨による骨導聴力検査を同時におこなって，伝音系（○）と感音系（[ ]）を測定すれば，理論上，後者が前者より低く出るということはありませんので，鑑別診断能力を高めると同時に，被験者の不適切な反応の影響を排除することができます．

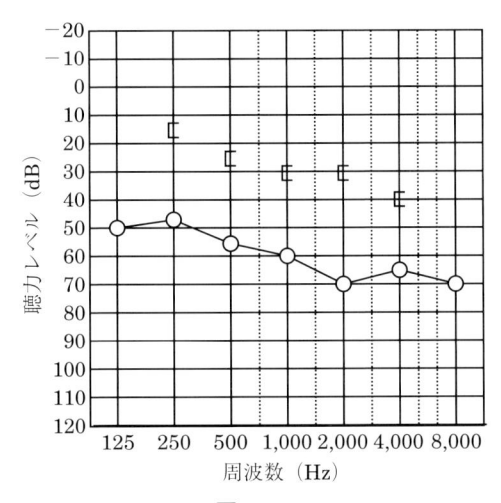

図3-1

B．痛みの主観的評価

　痛みは特に主観的要素の強い感覚です．2章で述べたように，痛覚以外の感覚は，快感も不快感も伴わずに客観的に評価することは可能ですが，閾値を越えた侵害刺激を与えられた時，純粋に痛みの強さだけを見積もることはできません．被験者がどのような疾患を持ち，どのような状況に置かれており，どのような言葉で痛みを訴えるか，などを考慮する必要があります．日常的な診療では，ビジュアル・アナログ・スケール（VAS）（☞p.24）などを用いて，「あなたの痛みの程度はどのくらいですか？」という質問だけで評価することが多いのですが，患者が発するさまざまな痛みを表す言葉に注目して痛みを評価する McGill pain questionnaire（MPQ）（表3-6）を用いたり，疾患の重症度やQOLの評価のための質問紙を用いて，痛みに関する質問項目を，他の項目と関連付けて評価することもあります．

　MPQでは，患者が痛みを説明するときに用いた78項目の言葉が20の領域分けられています．例えば，1番目の領域には，「ちらちらする／ぶるぶるふるえるような／ずきずきする／ずきんずきんする／どきんどきんする／がんがんする」という6つの表現が，もっとも軽度なものから重度なものまで順に並べられています．被験者はこの中から，検査時点で感じている自分の痛みと最も合っている表現を選択します．それぞれの表現には，作成者が定めた点数が割り当てられており，それを領域ごとに合計し，さらにその領域を「感覚的」，「感情的」，「評価的」などに分類してそれぞれの合計点を求めます．MPQ原版のほか，後に簡易版（SF-MPQ）も作成されています（表3-7）．

　また，後述の，健康関連QOLの評価スケールであるSF-36（☞p.40）では，過去1ヵ月間に感じた痛みの程度と，痛みによって仕事や家事が妨げられた度合いを関係付けて，1つのサブスケールとして評価します．

3 既存の評価スケールを探す

表 3-6　MPQ

McGILL PAIN QUESTIONNAIRE
RONALD MELZACK

患者氏名＿＿＿＿＿＿＿＿　日付＿＿＿＿＿＿　時刻＿＿＿＿＿　午前/午後

痛みの
評価指数：感覚的＿＿＿　感情的＿＿＿　評価的＿＿＿　その他＿＿＿　合計＿＿＿　現在の痛みの強度＿＿＿
　　　　　（1～10）　　（11～15）　　（16）　　　（17～20）　　　　　　（1～20）

1・ちらちらする ・ぶるぶる震えるような ・すきすきする ・すきんすきんする ・どきんどきんする ・がんがんする	11・うんざりした ・げんなりした 12・吐き気のする ・息苦しい 13・こわいような ・すさまじい ・ぞっとするような	短期的　　リズミック　　持続的 瞬間的　　周期的　　　一　定 一時的　　間欠的　　　常　時
2・びくっとする ・ぴかっとする ・ピーンと走るような	14・いためつけられるような ・苛酷な ・残酷な ・残忍な ・死ぬほどつらい	
3・ちくりとする ・千枚通しで押しこまれるような ・ドリルでもみこまれるような ・刃物で突き刺されるような ・槍で突き抜かれるような	15・ひどく惨めな ・わけのわからない	
4・鋭　い ・切り裂かれるような ・引き裂かれるような	16・いらいらさせる ・やっかいな ・情けない ・激しい ・耐えられないような	
5・つねられたような ・圧迫されるような ・かじり続けられるような ・ひきつるような ・押しつぶされるような	17・ひろがっていく（幅） ・ひろがっていく（線） ・貫くような ・突き通すような	
6・ぐいっと引っ張られるような ・引っ張られるような ・ねじ切られるような	18・きゅうくつな ・しびれたような ・引き寄せられたような ・しぼられたような ・引きちぎられるような	・体表 ・内部
7・熱　い ・灼けるような ・やけどしたような ・こげるような	19・ひんやりした ・冷たい ・凍るような	
8・ひりひりする ・むずがゆい ・すきっとする ・蜂に刺されたような	20・しつこい ・むかつくような ・苦しみもだえるような ・ひどく恐ろしい ・拷問にかけられているような	備考
9・じわっとした ・はれたような ・傷のついたような ・うずくような ・重苦しい	現在の痛みの強度 0 痛みなし 1 ごく軽い痛み 2 心地悪い痛み 3 気が滅入る痛み 4 ひどい痛み 5 激烈な痛み	
10・さわられると痛い ・つっぱった ・いらいらする ・割れるような		

（参考文献14）

表 3-7　SF-MPQ

名前_____（男・女）　年齢____歳
記入日：西暦____年__月__日

1. 以下に痛みを表す 15 の表現があります．あなたの痛みの状態について，その程度を○で囲んでお答えください．
   また，自分の痛みと無関係の項目については 0 を○で囲んで付け落としのないようにしてください．

		全くない	いくらかある	かなりある	強くある
①	ズキンズキンと脈打つ痛み	0	1	2	3
②	ギクッと走るような痛み	0	1	2	3
③	突き刺されるような痛み	0	1	2	3
④	鋭い痛み	0	1	2	3
⑤	しめつけられるような痛み	0	1	2	3
⑥	食い込むような痛み	0	1	2	3
⑦	焼けつくような痛み	0	1	2	3
⑧	うずくような痛み	0	1	2	3
⑨	重苦しい痛み	0	1	2	3
⑩	さわると痛い	0	1	2	3
⑪	割れるような痛み	0	1	2	3
⑫	心身ともにうんざりするような痛み	0	1	2	3
⑬	気分が悪くなるような痛み	0	1	2	3
⑭	恐ろしくなるような痛み	0	1	2	3
⑮	耐え難い，身のおきどころのない痛み	0	1	2	3

2. 下の線上で自分の痛みを表す位置に斜線（／）で印をつけてください．

   痛みはない ├─────────────────────────┤ これ以上の痛みはないくらい強い

3. あなたの痛みの現在の強さはどのようなものですか．以下の 6 つのうちでお答えください．
   0　まったく痛みなし
   1　わずかな痛み
   2　わずらわしい痛み
   3　やっかいで情けない痛み
   4　激しい痛み
   5　耐え難い痛み

（参考文献 14）

3.2.3 総合的な健康状態の評価

A．ADL—介護者による評価

　日常生活活動（activities of daily living, ADL）とは，日本リハビリテーション医学会の定義によれば，「1人の人間が独立して生活するために行なう，基本的な，しかも，各人ともに共通に毎日繰り返される一連の身体的動作群」とされており，排泄，移動，清潔，食事，着替えなど，直接生命維持に関わる行為を基本的ADL（basic ADL）と呼んでいます．これに対して，買い物や炊事をしたり，お金の管理をしたりといった社会生活に関連した活動を手段的ADL（instrumental ADL）と呼びます．リハビリテーション医療を始め，障害者のハンディキャップの測定や，介護保険の施行にあたって介護度の判定の目的で使われています．

　基本的ADLの評価スケールであるBarthel index（BI）（表3-8）は，ADLの行為をするために必要となる介助量により評価され，動作にかかる時間，介助の難易に基づいて重み付けがなされています．それぞれの行為の評価方法に関しては，例えば，食事をすることが自立しているとは，「患者は手が届くところに誰かが食物を置いてくれれば，トレイやテーブルから食事をとって食べる．患者は必要であれば自助具を付けて，食物を切り，塩や胡椒を用い，パンにバターを付けるなどを行なわなければならない．これを応分の時間内に終えなければならない」，また，介助とは「食物を切るなど，何らかの介助が必要である」と，具体的に教示されています．

表3-8　Barthel index

	基準を満たさない	介助	自立
1. 食事をすること（食物を刻んであげるとき＝介助）	0	5	10
2. 車椅子・ベッド間の移乗を行なうこと（ベッド上の起き上がりを含む）	0	5～10	15
3. 洗面・整容を行なうこと（洗顔，髪の櫛入れ，髭剃り，歯磨き）		0	5
4. トイレへ出入りすること（衣服の着脱，拭く，水を流す）	0	5	10
5. 自分で入浴すること		0	5
6. 平坦地を歩くこと（あるいは歩行不能であれば，車椅子を駆動する） ＊歩行不能の場合はこちらの得点	0	10 0＊	15 5＊
7. 階段を昇降すること	0	5	10
8. 更衣（靴紐の結び，ファスナー操作を含む）	0	5	10
9. 便禁制	0	5	10
10. 尿禁制	0	5	10

（参考文献14）

B．QOL—患者による評価

　ADL が観察者を介して測定されるのに対して，クオリティ・オブ・ライフ（quality of life, QOL）は患者の目を通して報告されるのが特徴です．患者に提供された医療がもたらす最終産物の指標として，検査値や医師の所見だけでなく，患者の視点からみた QOL が重要視されるようになり，QOL を構成する基本的な要素に関しても国際的なコンセンサスができつつあります．QOL には，生きがいや経済状態，社会環境といった，医療行為が直接介入できないようなものも含まれるため，医学研究で測定されるものを健康関連 QOL（health-related QOL）と呼んでいます．大きく分けて，それぞれの疾患に特有の症状や，その影響を調べる疾患特異的評価（disease specific measure）と，特定の疾患を持つ患者に限定しない包括的評価（generic measure）があります．

　臨床試験によく使用される疾患特異的評価スケールの多くは欧米で開発されたもので，それらの正式な日本語版もあまり多くはありませんが，「がん薬物療法における QOL 調査票（QOL-ACD）」（表 3－9）は，日本の独自の文化や習慣にあったスケールの開発を目指して，厚生労働省（旧厚生省）の研究班により作成されたものです．健康関連 QOL の主な領域である，活動性や身体状態，精神・心理状態，社会性を測定する 21 項目と，総合 QOL の測定を目的としたフェイススケール（face scale）の，合計 22 項目から構成されています．日本の患者を対象とした薬物療法の第Ⅱ，Ⅲ相の臨床試験の評価に適しているとされています．

　MOS Short-form 36 item health survey（SF-36）は，アメリカで 1986 年に開始された，主要慢性疾患患者を対象とした Medical Outcome Study（MOS）に伴って作成されました．計量心理学的な検定が十分になされ，現在，50 カ国語以上に翻訳されて広く用いられている代表的な包括的評価スケールです．表 3－10 は正式な日本語版の自己記入用の質問紙です．①身体機能，②日常役割機能（身体），③身体の痛み，④社会生活機能，⑤全体的健康感，⑥活力，⑦日常役割機能（精神），⑧心の健康，の 8 つのサブスケール，計 36 の質問項目からなっています．他に，面接用の質問紙や，短縮版（SF-12, SF-8）があり，住民調査や医療評価研究，臨床試験などに用いることができます．また，性別や年齢，

表3-9 QOL-ACD

氏名：＿＿＿＿＿＿＿＿＿＿
年齢：＿＿＿歳　性別：1.男　2.女　平成＿＿年＿＿月＿＿日　体重：＿＿kg

この調査票は、あなたの現在の状態を正しく理解するために用いるものです。ここ数日間のあなたの状態にあてはまると思われる番号に○をつけてください。（個人のプライバシーが外部にもれたり、治療のうえで不利益になることは決してありませんので、感じたありのままをお答え下さい。）

（この数日の間）

1. 日常の生活（活動）ができましたか。
   全くできなかった 1　2　3　4　5 十分できた

2. ひとりで外出することができましたか。
   全くできなかった 1　2　3　4　5 十分できた

3. 30分くらいの散歩はできましたか。
   全くできなかった 1　2　3　4　5 十分できた

4. 少し歩いてもつらいと思いましたか。
   全く問題なかった 5　4　3　2　1 非常につらかった

5. 階段の昇り降りができましたか。
   全くできなかった 1　2　3　4　5 十分できた

6. ひとりで風呂にはいることができましたか。
   全くできなかった 1　2　3　4　5 十分できた

7. 体の調子はいかがでしたか。
   非常に悪かった 1　2　3　4　5 非常に良かった

8. 食欲はありましたか。
   全くなかった 1　2　3　4　5 非常にあった

9. 食事がおいしいと思いましたか。
   非常にまずかった 1　2　3　4　5 非常においしかった

10. 吐くことがありましたか。
    全く吐かなかった 5　4　3　2　1 よく吐いた

11. やせましたか。
    全くやせなかった 5　4　3　2　1 非常にやせた

12. よく眠れましたか。
    全く眠れなかった 1　2　3　4　5 よく眠れた

（この数日の間）

13. 何かに没頭（熱中）することができましたか
    全くできなかった 1　2　3　4　5 よくできた

14. 日々のストレス（いらいら）はうまく解消できましたか。
    全くできなかった 1　2　3　4　5 うまくできた

15. 集中力が落ちたと感じましたか。
    全く感じなかった 5　4　3　2　1 強く感じた

16. 何か心の支えになるものによって勇気づけられていますか。（家族、知人、宗教、趣味など）
    全くない 1　2　3　4　5 強く勇気づけられている

17. あなたの病状に不安を感じましたか。
    全く感じなかった 5　4　3　2　1 強く感じた

18. 家族以外の人と接するのが苦痛でしたか。
    全く問題なかった 5　4　3　2　1 非常に苦痛だった

19. あなたが治療をうけていることで家族に迷惑をかけていると思いますか。
    全く思わない 5　4　3　2　1 強く思っている

20. あなたの将来の社会生活について不安を感じますか。
    全く感じない 5　4　3　2　1 強く感じる

21. 病気による経済的な負担が気になりますか。
    全く気にならない 5　4　3　2　1 非常に気になる

22. ここ数日間の状態に相当する顔の番号に○をつけてください。
    　5　　4　　3　　2　　1

★ 最後に、もう一度、つけ落しがないか確認してください。

【医師・看護婦　記入欄】
a. 1.入院　2.外来
b. PS
c. 体重　＿＿＿＿＿kg
d. 記載日　平成＿＿年＿＿月＿＿日
e. 備考
記載者

（参考文献6）

地域などが同じになるようして行なわれた日本人の全国調査により，国民標準値が算出されており，比較群がなくても結果の解釈が可能です．

　その他の疾患特異的 QOL 評価スケール，および，包括的 QOL 評価スケールに関しては，参考文献 6 などを参考にしてください．

表 3-10 SF-36

あなたの健康について

このアンケートはあなたがご自分の健康をどのように考えているかをうかがいするものです。あなたが毎日をどのように感じ、日常の活動をどのくらい自由にできるかを知ることで参考になります。お手数をおかけしますが、何卒ご協力のほどよろしくお願い申し上げます。

以下のそれぞれの質問について、一番よくあてはまるものに⦿（まる印）をつけてください。

問1 あなたの健康状態は？（一番よくあてはまるものに☑印をつけてください）

最高に良い	とても良い	良い	あまり良くない	良くない
□₁	□₂	□₃	□₄	□₅

問2 1年前と比べて、現在の健康状態はいかがですか。
（一番よくあてはまるものに☑印をつけてください）

1年前より、はるかに良い	1年前より、やや良い	1年前と、ほぼ同じ	1年前より、やや良くない	1年前より、はるかに悪い
□₁	□₂	□₃	□₄	□₅

問3 以下の質問は、日常よく行われている活動です。あなたは健康上の理由で、こうした活動をすることがむずかしいと感じますか。むずかしいとすればどのくらいですか。
（ア〜コまでのそれぞれの質問について、一番よくあてはまるものに☑印をつけてください）

	とても むずかしい	少し むずかしい	ぜんぜん むずかしく ない
ア）激しい活動、例えば、一生けんめい走る、重い物を持ち上げる、激しいスポーツをするなど	□₁	□₂	□₃
イ）適度の活動、例えば、家の掃除のそうじをする、1〜2時間散歩するなど	□₁	□₂	□₃
ウ）少し重い物を持ち上げたり、運んだりする（例えば買い物袋など）	□₁	□₂	□₃
エ）階段を数階上までのぼる	□₁	□₂	□₃
オ）階段を1階上までのぼる	□₁	□₂	□₃
カ）体を前に曲げる、ひざまずく、かがむ	□₁	□₂	□₃
キ）1キロメートル以上歩く	□₁	□₂	□₃
ク）数百メートルくらい歩く	□₁	□₂	□₃
ケ）百メートルくらい歩く	□₁	□₂	□₃
コ）自分でお風呂に入ったり、着がえたりする	□₁	□₂	□₃

44　3 既存の評価スケールを探す

問4　過去1ヵ月間に，仕事やふだんの活動（家事など）をするにあたって，身体的な理由で次のような問題がありましたか。（ア〜エまでのそれぞれの質問について，一番よくあてはまるものに☑印をつけてください）

	いつも	ほとんど いつも	ときどき	まれに	ぜんぜん ない
ア）仕事やふだんの活動をする時間をへらした．．	☐	☐	☐	☐	☐
イ）仕事やふだんの活動が思ったほど，できなかった．．	☐	☐	☐	☐	☐
ウ）仕事やふだんの活動の内容によっては，できないものがあった．．	☐	☐	☐	☐	☐
エ）仕事やふだんの活動をすることがむずかしかった（例えばいつもより努力を必要としたなど）．．．	☐	☐	☐	☐	☐

問5　過去1ヵ月間に，仕事やふだんの活動（家事など）をするにあたって，心理的な理由で（例えば，気分がおちこんだり不安を感じたりしたために），次のような問題がありましたか。（ア〜ウまでのそれぞれの質問について，一番よくあてはまるものに☑印をつけてください）

	いつも	ほとんど いつも	ときどき	まれに	ぜんぜん ない
ア）仕事やふだんの活動をする時間をへらした．．	☐	☐	☐	☐	☐
イ）仕事やふだんの活動が思ったほど，できなかった．．	☐	☐	☐	☐	☐
ウ）仕事やふだんの活動がいつもほど，集中してできなかった．．．	☐	☐	☐	☐	☐

SF-36v2™ Health Survey © 1992, 2000, 2003 Medical Outcomes Trust, Health Assessment Lab, QualityMetric Incorporated and Shunichi Fukuhara. All rights reserved.
SF-36® is a registered trademark of Medical Outcomes Trust.
(SF-36v2 Standard, Japanese)

問6　過去1ヵ月間に，家族，友人，近所の人，その他の仲間とのふだんのつきあいが，身体的あるいは心理的な理由で，どのくらい妨げられましたか。（一番よくあてはまるものに☑印をつけてください）

ぜんぜん 妨げられ なかった	わずかに 妨げられた	少し 妨げられた	かなり 妨げられた	非常に 妨げられた
☐	☐	☐	☐	☐

問7　過去1ヵ月間に，体の痛みをどのくらい感じましたか。（一番よくあてはまるものに☑印をつけてください）

ぜんぜん なかった	かすかな 痛み	軽い 痛み	中くらいの 痛み	強い 痛み	非常に 激しい痛み
☐	☐	☐	☐	☐	☐

問8　過去1ヵ月間に，いつもの仕事（家事も含みます）が痛みのために，どのくらい妨げられましたか。（一番よくあてはまるものに☑印をつけてください）

ぜんぜん 妨げられな かった	わずかに 妨げられた	少し 妨げられた	かなり 妨げられた	非常に 妨げられた
☐	☐	☐	☐	☐

SF-36v2™ Health Survey © 1992, 2000, 2003 Medical Outcomes Trust, Health Assessment Lab, QualityMetric Incorporated and Shunichi Fukuhara. All rights reserved.
SF-36® is a registered trademark of Medical Outcomes Trust.
(SF-36v2 Standard, Japanese)

問 9 次にあげるのは、過去1ヵ月間に、あなたがどのように感じたかについての質問です。(ア〜エまでのそれぞれの質問について、一番よくあてはまるものに☑印をつけて下さい)

	いつも	ほとんどいつも	かなりときどき	まれに	ぜんぜんない
ア) 元気いっぱいでしたか	□	□	□	□	□
イ) かなり神経質でしたか	□	□	□	□	□
ウ) どうにもならないくらい、気分が落ち込んでいましたか	□	□	□	□	□
エ) 落ち着いていて、おだやかな気分でしたか	□	□	□	□	□
オ) 活力 (エネルギー) にあふれていましたか	□	□	□	□	□
カ) おちこんで、ゆううつな気分でしたか	□	□	□	□	□
キ) 疲れはてていましたか	□	□	□	□	□
ク) 楽しい気分でしたか	□	□	□	□	□
ケ) 疲れを感じましたか	□	□	□	□	□

問 10 過去1ヵ月間に、友人や親せきを訪ねるなど、人とのつきあいが、身体的あるいは心理的な理由で、時間的にどのくらい妨げられましたか。(一番よくあてはまるものに☑印をつけて下さい)

いつも	ほとんどいつも	ときどき	まれに	ぜんぜんない
□	□	□	□	□

問 11 次にあげた各項目はどのくらいあなたにあてはまりますか。(ア〜エまでのそれぞれの質問について、一番よくあてはまるものに☑印をつけて下さい)

	まったくそのとおり	ほぼあてはまる	何ともいえない	ほとんどあてはまらない	ぜんぜんあてはまらない
ア) 私は他の人に比べて病気になりやすいと思う	□	□	□	□	□
イ) 私は、人並みに健康である	□	□	□	□	□
ウ) 私の健康は、悪くなるような気がする	□	□	□	□	□
エ) 私の健康状態は非常に良い	□	□	□	□	□

これでこのアンケートはおわりです。
ご協力ありがとうございました。

SF-36v2™ Health Survey © 1992, 2000, 2003 Medical Outcomes Trust, Health Assessment Lab, QualityMetric Incorporated and Shunichi Fukuhara. All rights reserved.
SF-36® is a registered trademark of Medical Outcomes Trust.
(SF-36v2 Standard, Japanese)

> 禁無断複製・使用　　SF-36の使用には使用登録が必要です．
> 専用HP（http://www.i-hope.jp）で手続きを行ってください．
> 問合せ先：特定非営利活動法人　健康医療評価研究機構
> TEL：075-211-5656　FAX：075-211-4762　E-mail：sf-36@i-hope.jp

SF-36を用いて研究発表をする場合には以下の引用文献を用いる．

1) Fukuhara S, Bito S, Green J, Hisa A, and Kurokawa K: Translation, adaptation, and validation of the SF-36 Hearth Survey for use in Japan. Journal of Clinical Epidemiology, 51, 11, 1037-1044, 1998
2) Fukuhara S, Ware JE, Kosinski M, Wada S, Gandek B: Psychometric and clinical tests of validity of the Japanese SF-36 Health Survey, Journal of Clinical Epidemiology, 51, 11, 1045-1053, 1998
3) 福原俊一，鈴鴨よしみ：SF-36v2日本語版マニュアル：NPO健康医療評価研究機構，京都，2004

3.3 既存の評価スケールに関わる諸問題

3.3.1 評価スケールの簡易版

　評価スケールの中には非常に質問項目数が多いものがあります．特に，性格や知能などの精神機能（高次脳機能）を評価するスケールは，その性質上，項目数が多くなります．1951年に，精神的障害を持つ人のスクリーニング（screening）を目的として作られた代表的なパーソナリティ（personality）の評価スケールである Minnesota Multiphasic Personality Inventory（MMPI）は550項目もの質問項目からなっています．日常臨床や医薬研究においては，被験者の負担を減らし，治療効果の判定を容易にする必要があり，質問数を減らしたさまざまな簡易テストが作られています．どのような質問項目をどのように組み合わせるかということは，その評価スケールの使用目的によって異なります．Manifest anxiety scale（MAS）は，精神，身体面に表出される慢性的不安反応を測定するためにMMPIから質問項目を抽出し，最終的に50項目にしたものです．日本語版MAS（表3-11）は，MASの原版に，MMPIのL尺度（Lie score，虚構点）15項目を加えた65項目から構成されています．

　既存の評価スケールは，妥当性や信頼性を高めるために質問項目の内容や順序などが工夫されています．特に，心理学や精神医学領域の評価スケールの中には，被験者に質問の真意を隠蔽したり，答えにくい質問に対して不適切な回答をした時の影響を除くためのさまざまな戦略が用いられています（例えば，日本語版MASに加えられているL尺度の質問項目）．独自にいくつかの質問項目を抜き出して簡易テストを作ると，元のテストの計量心理学的性質が保証されないので，新たに妥当性や信頼性の検定（☞p.80）をしなければなりません．

表3-11 MAS

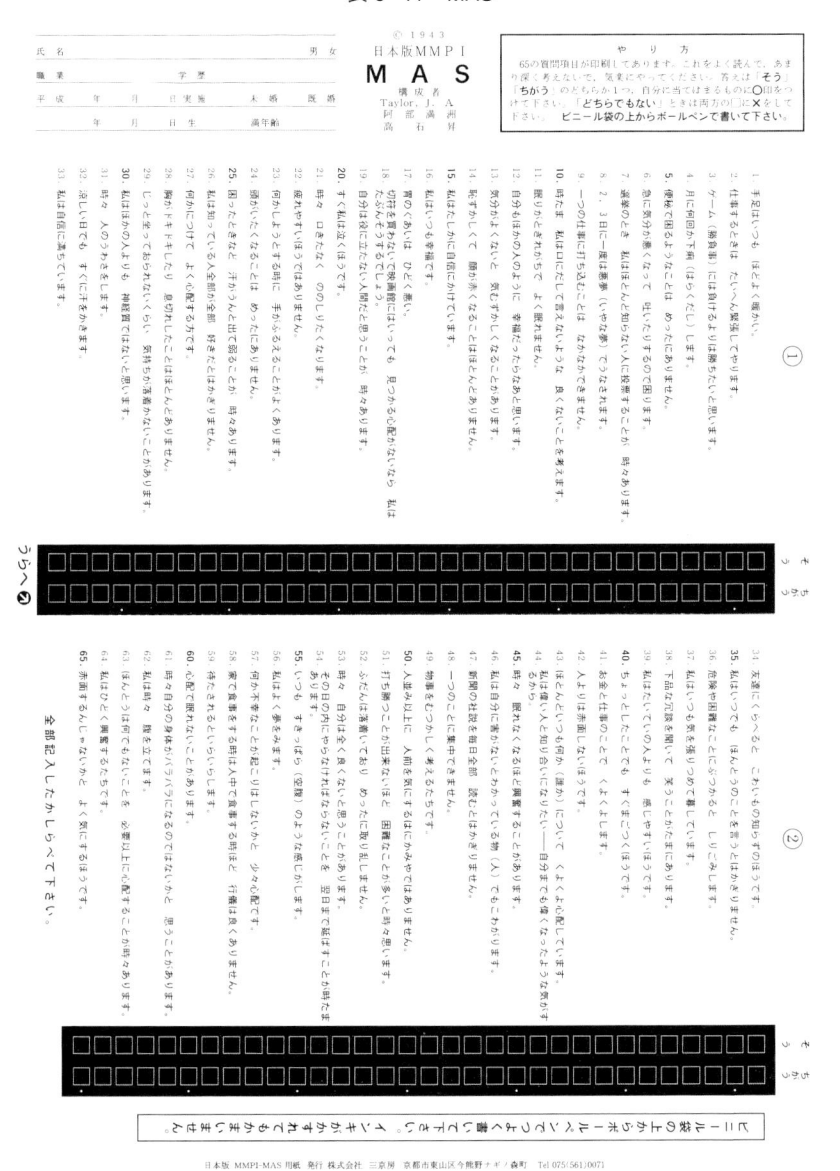

(阿部満州, 高石昇：日本版MMPI顕在性不安検査使用手引, 三京房, 京都, 1985)

(三京房 承認済)

3.3.2 評価スケールの翻訳や使用手続き

外国語で書かれた評価スケールの正式な日本語版を作るには，まず原著者の了承を得た上で，複数の翻訳者により日本語にし，専門家により翻訳の質を検討した後に暫定版を作り，原版を知らない別の翻訳者がそれをオリジナル言語に逆翻訳（back translation）したものを原著者に送って了承を得る，という手続きが必要です．また，評価スケールの誤った使い方を防ぎ，結果をフィードバックできるようにして評価スケールの質を高めるために，評価スケールの中には，著作権（copyright）が認められているものがあります．そのような場合

表3-12 本書に掲載した評価スケール一覧

	評価スケール名	作成年	評価の対象	日本語版	著作権
1	Glasgow coma scale (GCS)	1974	意識障害の重症度	翻訳者不明	なし
2	Japan coma scale (JCS)	1974	意識障害の重症度	日本語で作成	なし
3	Hugh-Jones の分類	1952	呼吸困難の重症度	翻訳者不明	なし
4	New York Heart Association(NYHA)の分類	1964	心疾患の重症度	翻訳者不明	なし
5	Specific activity scale (SAS)	1981	心疾患の重症度	日本語版は原版を修正	なし
6	McGill pain questionnaire (MPQ)	1975	疼痛	日本語版は正式な翻訳	なし
7	MPQ 簡易版 (SF-MPQ)	1987	疼痛	日本語版は正式な翻訳	なし
8	Barthel index (BI)	1965	基本的 ADL	翻訳者不明	なし
9	がん薬物療法におけるQOL調査票（QOL-ACD）	1993	がん患者の QOL	日本語で作成	なし
10	MOS Short-form 36 item health survey(SF-36)	1992	包括的 QOL	日本語版は正式な翻訳	福原俊一
11	Manifest anxiety scale (MAS)	1953	不安	日本語版は原版を修正	(株)三京房

は，事前に管理団体に使用許可願いを出して，使用契約（使用料がかかるものもある）を結んだり，開発元へ登録したりしなければなりません（表3-12）．

この章のまとめ

　医療の場では，どの分野においても，長い年月をかけて標準となっている評価法がある．古いものは少数の専門家の臨床経験に基づいて作られたものが多いが，機器測定によるデータを基にして客観的にランク付けされたものや，大規模な研究の一環として作成され，十分な計量心理学的検定を経て用いられているものもある．医薬研究を始めるにあたって，何らかの評価スケールが必要になった時，まずは既存の評価スケールを探すべきである．

4

新たな評価スケールを作る

4.1 評価スケール作成の手順

　自分の研究に適した評価スケールがどうしても見つからない，既存のスケールが何らかの理由で不十分である，あるいは，現在研究中の領域を完全にカバーしていない，といった理由で新たな評価スケールを作ることになったら，まず，研究対象となる患者や被験者の言葉，臨床観察，当該分野の専門家の意見や研究論文など，さまざまな情報源から，質問項目やそれに対する回答選択肢を引き出さなければなりません．このような作業を系統的に行なうためのいろいろな手法が考えられていますが，詳細は成書にゆずります．参考文献10などを参考にしてください．

　質問項目や回答選択肢の候補が集まったら，次のステップは，質問紙などの形で用いることができるよう形式を整えることです．評価スケールから得られる情報の精度を最大にし，バイアスを最小にするための工夫が必要です．暫定的な評価スケールが出来上がったら，研究対象者に近い属性を持つ人の中から数名を選び，回答を求めます．質問や回答選択肢の表現が紛らわしい，質問の趣旨が理解しにくい，回答に手間取る，などの意見を聞き取り，評価スケールを改善します．そして，最後に，得られた結果を数値データとして扱えるよう，スコアリング（scoring），すなわち，質問項目の各回答選択肢に与える点数を設定します．

　本章では，質問項目や回答選択肢の作成にあたって留意すべき事項，および，スコアリングの方法について述べます．

4.2　質問項目および回答選択肢の作成に関わる諸問題

Ａ．注意を要する表現

　質問文や回答選択肢の中に，あいまいな言葉や難しすぎる言葉，専門用語などを使わないようにしなければなりません．同じような表現であっても，回答者よっては受け取り方が異なる場合もあります．例えば，「健康状態が悪い」の方が，「健康状態が良くない」より重症と感じる人が多いようです．一般に，

1つの項目に,「常に痛みがあり,憂鬱だ」などと, 2つの要素を含めると,「痛みがあるが,憂鬱ではない」,あるいは,「痛みはないが,憂鬱である」と感じている人が,その項目を肯定すべきか否定すべきか迷うことになり,不適切とされています.質問者の価値観が入った,「過剰な」,「些細な」,「…すぎる」,などの表現を用いると,質問者の意図する方向に誘導することになります.できるだけ中立的な表現を用いるよう心がける必要があります.長い文章は誤解を招きやすいので,必要最低限の長さにとどめておくべきです.

英語圏での研究ですが,教育レベルがわかっている集団を対象とした質問紙以外は,12歳以上の読解力を要求するものであってはいけないとされています.

B．頻度や時期を表す表現

頻度や時期を表す表現は,人によってイメージが異なります.これも英語圏の研究ですが,「常に」,「しばしば」,「時々」,「たまに」,「まれに」,「めったに…ない」などの表現から連想する頻度を,全く起こらない（確率＝0）から,必ず起こる（確率＝1）の間の数字で表した時,「通常（Usually）」は0.15から0.99,「ありそうにない（Rather unlikely）」は0.01から0.75など,回答者によって大きく異なることが報告されています.

表現そのもののあいまいさに加えて,意味が文脈により異なるということが問題になります.例えば,「どのくらいテレビを見ますか」と質問された時,ほとんど1日中見ている人と,1日に1時間しか見ない人とでは「時々」の意味が違います.また,「最近,病気にかかりましたか」と問われた時には,しょっちゅう病気に罹る人と,めったに罹らない人では,「最近」の範囲が異なります.

ものごとが起こった頻度や時期を質問する時には,「毎日」,「1週間に2～3度」,「最近1ヵ月間に」のように,可能な限り,具体的な数字を用いるほうがよいでしょう.

C．変化の評価

「1年前と比べて，現在の健康状態はどうか？」，「以前のように楽しめなくなったか？」，「症状は改善したか？」など，質問項目の内容自体が，被験者の状態や能力の変化を評価しようとしているものがあります．このように，直接，過去の時点からの変化を質問するのはできるだけ避けた方がよいでしょう．人は目立った出来事がないかぎり，過去の状態を覚えておくのはかなり難しいからです．このように質問をされた人は，通常，現在の状態を起点として過去にさかのぼり，自分の状態がどうであったはずかを推測します．例えば，現在の健康状態が良ければ，過去はもっと悪かったはずであると考え，現在の状態が悪ければ，もっと良かったはずであると考える人が多いのです．その結果，健康状態の変化量と現在の状態との相関が高くなります．つまり，上記の質問に対する回答は，それぞれ，「現在の健康状態はどうか？」，「現在，楽しめないか？」，「現在の症状は良いか？」という質問の答に近いものになり，適切に評価することができなくなります．

D．選択肢の数

「痛くない／痛い」という2つの選択肢よりは，「ぜんぜん〜ない／軽い／中くらいの／強い」といった表現を付け加えて，選択肢を増やした方が情報量は増えますが，必ずしも選択肢数は多いほどよいというわけではありません．回答者にかかる負担が増えるだけでなく，人間が判別できる数は限られているからです．ある研究では，被験者に，音の高低や大きさ，溶液の塩辛さ，ライン上の点の位置，四角形の大きさなどの判定するよう課題を与えた場合，7段階以上に分けると見分けられなくなるという結果が得られています．すなわち，回答選択肢の数の上限は7程度ということになります．

E．選択肢の並べ方

例えば，QOL評価のための質問紙において，各質問に対して，回答選択肢の表現が同じ方向になるように並べる場合，

1） 健康状態は良いですか？
　　①はい　　　②いいえ
2） 痛みはありますか？
　　①はい　　　②いいえ

と，評価しようとする内容（QOLの良否）の順に並べる場合があります．

1） 健康状態は良いですか？
　　①はい　　　②いいえ
2） 痛みはありますか？
　　①いいえ　　②はい

　後者では，肯定的な表現と否定的な表現の方向が入り混じることになります．このようにすることで，あまり協力的でない回答者が，質問をよく読まずに，最初の選択肢ばかり選ぶといった不適切な回答を発見することができる反面，意味を取り違えて逆の回答をする場合もあり，慎重に表現を選ばなければなりません．

F．1方向スケールと双方向スケール

　痛みの評価では，線上に目盛りや形容詞的説明を入れた1方向のスケールが用いられます．

　現在のあなたの痛みの程度は？

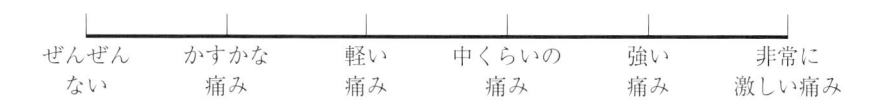

| ぜんぜんない | かすかな痛み | 軽い痛み | 中くらいの痛み | 強い痛み | 非常に激しい痛み |

　これに対して，以下の例のような，双方向に評価する質問項目の場合は，リカートスケール（Likert scale）を用います．その質問項目に対して，中立的な状態を挟んで，肯定的，および，否定的な回答選択肢が双方向に並びます．

4 新たな評価スケールを作る

現在のあなたの健康状態は？

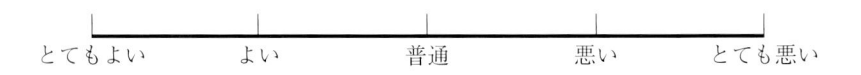

```
|─────────|─────────|─────────|─────────|
とてもよい    よい      普通      悪い    とても悪い
```

　回答分布がどちらかの端の方に強くゆがむ場合には，他方の端にある選択肢がほとんど使われないことになり，実際上のカテゴリ数が低下してしまいます．スケールの最高点（この例では「とてもよい」）を選択する回答者の割合が多い状態を天井効果（ceiling effect），最低点（「とても悪い」）を選択する回答者の割合が多い状態を床効果（floor effect）といいます．そのような場合は以下のような不均衡なスケールにすることもできます（天井効果がある場合）．

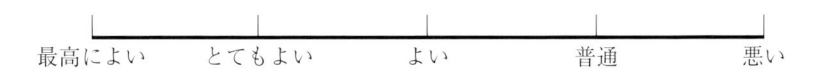

```
|─────────|─────────|─────────|─────────|
最高によい  とてもよい   よい      普通      悪い
```

　また，双方向スケールの場合，「中立」，「どちらでもない」という選択を許容するか，あるいは，強制的に「よい」，「悪い」のいずれか一方向を選択させるか，ということも問題になりますが，絶対的な規則というのはありません．健康状態に対して，「普通」という表現が不適切と考えるならば，以下のように，中立的な状態を含めないようにすることもできます．

```
|─────────|─────────|─────────|
とてもよい     よい        悪い      とても悪い
```

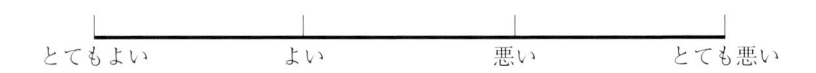

G．評価スケールの目盛り

　ビジュアル・アナログ・スケール（VAS）には目盛りを入れないため，得られたデータ（左端からの長さ）は連続変数として扱います．ただし，既に述べたように，人の判別能力には限界があるため，連続した1本の線を用いていても，心の中で，それを7つくらいのセグメントに分けているのではないかと考

えられており，実際に，その程度の目盛りのついたスケールと比較しても，VASから得られる情報量とほとんど差がないと言われています．

　一方，線上に目盛りを入れる場合は，通常は等間隔とし，各々の目盛りに頻度や強度などの表現を用いた選択肢が割り当てられますが，各選択肢の実際の間隔（例えば，健康状態が「とてもよい」と「よい」の間隔と，「よい」と「普通」の間隔）は，等間隔であるという保証はありません．目盛りのあるスケールから得られたスコアは順序変数として扱わなければなりません（表4-1）．

表4-1　データの属性による変数の分類

連続変数（continuous variable）		
比変数 （ratio variables）	2つの数値の差や比をとることができ，意味のあるゼロ点がある．	長さ，質量，濃度，絶対温度など
間隔変数 （interval variable）	2つの数値の差をとることはできるが，比は意味をもたない．ゼロ点もない．	摂氏や華氏で測定された温度
離散変数（discrete variable）		
順序変数 （ordinal variable）	2つの数値の差や比をとることができないが，データの順序には意味がある	軽度／中等度／重度 著効／有効／不変／悪化
名義変数 （nominal variable）	データに順序はない．2つのカテゴリのみの場合は2値変数（dichotomous variable）と呼ぶ．	循環器／呼吸器／消化器 生／死 はい／いいえ

4.3 特殊なスケール

医薬研究では，あまり使われていない評価スケールですが，前節で述べた諸問題に対処するためのいくつかの方法が提案されています（参考文献10）．

4.3.1 ジャスタースケール

介護度の判定などで，評価者が，「いつでも介助なしで服が着られるか」といった質問から対象者の自立度を推定する場合，質問紙にあいまいな言葉があると，評価者間で判定にばらつきが生じてしまうので，用語の定義を厳密にしておく必要があります．このような目的で作られたのが，確率を表わす言葉を数値化するジャスタースケール（Juster scale）です（表4-2）．「いつでも」は10中9の確率とするなどとあらかじめ決めておきます．

表4-2 ジャスタースケールの例

10	確か，現実的に確か	（100中99の確率）
9	ほとんど確か	（10中9の確率）
8	非常にありそう	（10中8の確率）
7	ありそう	（10中7の確率）
6	良い確率	（10中6の確率）
5	まあまあ良い確率	（10中5の確率）
4	まあまあの確率	（10中4の確率）
3	ちょっとした確率	（10中3の確率）
2	かすかな確率	（10中2の確率）
1	非常にかすかな確率	（10中1の確率）
0	確率ゼロ，ほとんどゼロ	（100中1の確率）

4.3.2 サーストン法

評価スケールの作成者による主観的な順序付けに，客観的な根拠を与えるだけでなく，ほぼ等間隔なスケールを作る方法がサーストン法（Thurstone's method）です．つまり，この方法で作られた評価スケールから得られたデータは，間隔変数（interval variable）としての扱いが可能です．

例えば，「子供がある行為をした時，親はどのような態度を取ることが望ましいか」という質問項目に対する回答選択肢としては，「叩く」，「言葉でしかる」，「抱っこする」，「無視する」，などのいろいろな態度が考えられますが，人により望ましさの順位は異なります．

まず，親が子供に対して取る態度に関連する100～200の文を選び，その趣旨をそれぞれカードにタイプして多くの判定者に見せ，最も望ましくないものから，最も望ましいものまでに分類して，1列に並べてもらいます．仮に100種類のカードを9人の判定者に渡したとして（実際には，安定した推定にはもっと多くの判定者が必要である），「言葉でしかる」対して，9人の判定者が，それぞれ17，25，28，29，34，37，40，45，および51番目と順序付けしたとすると，ちょうど真ん中の，5人目の判定者が付けた順位，34番目が「言葉でしかる」の順位の中央値となります．このようにして100種類のカードすべてを，判定者によってつけられた順位の中央値の順に並べます．この中から何枚かカードを選んで，実際に用いる回答選択肢を作りますが，次に続くカードの順位との間隔がほぼ等しく，値が全範囲に広がるように選べば，ほぼ等間隔のスケールができます．

4.3.3 対比較法

サーストン法では最終的に用いる回答選択肢を選ぶために，100以上の項目から始めなければなりませんが，対比較法（paired-comparison technique）では，回答選択肢をあらかじめ選んでおき，各選択肢を，他のすべての選択肢とペアにしたものを複数の判定者に比較してもらいます（表4-3）．

表 4-3 対比較の例

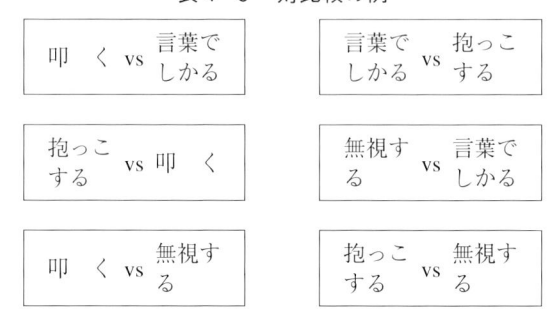

叩く vs 言葉でしかる	言葉でしかる vs 抱っこする
抱っこする vs 叩く	無視する vs 言葉でしかる
叩く vs 無視する	抱っこする vs 無視する

　このように，すべての組み合わせをカードにします．左右，すなわち，どちらの言葉を先にするかはランダムにし，カードの提示の順序もランダム化します．判定者はそれぞれのカードの言葉を比較して，どちらの表現の方が，より望ましいかを判断します．この結果を集計するだけでもランク付けができますが，さらに，それぞれの言葉が他の言葉に対して望ましいと判断された確率を計算し，それを正規分布曲線の性質を利用して，z 値（☞ p.66）に変換した値を重みとして各項目の点数とすれば連続変数として扱うことができます．

4.3.4　ガットマン法

　前の2つの方法は，被験者に用いる前に，10人程度の判定者によってスケールを較正するという過程が必要ですが，ガットマン法（Guttman method）は，直接，被験者の中からサンプルを選び，評価スケールに記入してもらうことから始めます．この方法は子供の発育過程のように，ある行為（例：歩く）ができるようになれば，それ以下の行為（例：立つ）が必ずできるという状況に適しています．逆に，徐々に悪化する疾患による機能的能力の低下などにも利用できます．すべての質問項目が単一の属性を調べるものでなければなりません．回答選択肢を，はい＝1，いいえ＝0，とした場合，表4-4のようにまとめます．

表4-4　ガットマン法の例

	被験者				
	A	B	C	D	E
室内を歩く	1	1	1	1	0
階段を2，3段上る	1	1	1	0	0
戸外を100m程度歩く	1	1	0	0	0
戸外を1km以上歩く	1	0	0	0	0
合計スコア	4	3	2	1	0

　被験者の合計スコアはすべての質問項目の点数を足したものです．この例は，難しい項目（例：戸外を1km以上歩く）を選んだ被験者が，簡単な項目（例：階段を2，3段上る）を選ばない，というような逆転が起こっていない，理想的な場合です．すべての質問項目が単一の属性（例えば，歩行能力）を調べており，累積的である，という条件が満たされていないと逆転が起こる可能性があります．また，脳卒中の患者に起こるような，限局した病変によって損なわれた機能の評価などにはこのスケールを用いることはできません．評価スケールが対象とする被験者のサンプル抽出を正しく行ない，できるだけスケールの累積性を高めるように質問項目を修正します．

　サーストン法と対比較法ではスケールをほぼ等間隔にすることができますが，ガットマン法ではそのような方法はありませんので，点数は順序変数として扱います．

4.4　スコアリング

　ビジュアル・アナログ・スケール（VAS）を体温計のように用いて，日常的に個々の患者の痛みを測定するといった利用の仕方だけなら，前回の測定値との大小関係さえわかれば評価スケールにどのような数字がつけられていてもあまり問題にはなりません．しかし，一般的な評価スケールには複数の項目があります．それを複数の被験者に適用して，得られたデータを集計して統計解析を行なったり，時には他の評価スケールの結果と比較したい場合もあります．

評価スケールを測定道具として使えるようにするには，個々の質問項目を，適切に数値に置き換えなければなりません．

4.4.1 スコアリングの方法

A．専門家による総合評価

　心疾患や呼吸器疾患の重症度の判定に用いる New York Heart Association（NYHA）の分類や Hugh-Jones の分類（☞p.31）は，症状を4～5段階に分けるだけの単純な評価スケールです．すなわち，「この患者の重症度は？」という単一の質問項目に対して，回答は，1，2，3，…という比較的小さな順序変数で得られます．しかし，そのような判定を行なう専門家は，身体活動の程度や，それにより引き起こされる疲労，動悸，呼吸困難度など，多くの情報を結びつけ，総合的に判断しなければなりません．それぞれの判断材料を，例えば，「会話時に息切れがあるか」，「歩く速さはどの程度か」などと，個別に書き出せばかなりの質問項目数になります．個々の評価者の頭の中には，独自の質問項目があり，これらの項目に独自に割り当てた数値を，独自の計算式に代入して，複雑な計算が行なわれているはずです．

　疾患の重症度以外にも，ADL や精神的状態などに対して，専門家が総合的に評価するというスコアリングがよく行なわれています．また，日本では，臨床試験においても，被験者の疾患の状態やその変化について，治験を担当した医師の全般的な印象を基にして，「著明改善」，「改善」，「不変」，「悪化」などと評価する総合評価が長らく用いられてきました．しかし，日・米・EU 三極医薬品規制調和国際会議（International conference on harmonization of technical requirements for registration of pharmaceuticals for human use, ICH）に基づいて作られたガイドライン（1998年）（www.nihs.go.jp/dig/ich）では，そのような評価方法は削除され，より客観的な評価項目を用いることが求められています．

B．外的な基準による評価

　専門家が経験的に行なっていた評価を，質問項目を明示し，外的な基準に従っ

てスコアリングすることで，もっと客観的にすれば，専門家以外による評価も可能になります．例えば，あらかじめ代謝当量（MET）が把握されている21項目の日常活動能力から，心疾患の重症度を判定するSpecific activity scale（SAS）（☞p.33）は，以下のようにクラス分けされており，NYHA分類とほぼ対応しています．

表4-5　SASによる心疾患重症度のクラス分け

クラス Ⅰ ：	7 METs 以上の活動（ジョギングや水泳）が可能
クラス Ⅱ ：	5～6 METs の活動（階段の昇降や軽い農作業）が可能
クラス Ⅲ ：	2～4 METs の活動（着替えやラジオ体操）が可能
クラス Ⅳ ：	1 METs 以下の活動（横たわる）

C．点数の単純な加算

多くの場合，代謝当量のような意味のある判定基準を外部に求めることはできません．むしろ，他に測定方法がないからこそ主観的評価スケールを作成しなければならなくなることの方が多いと言えます．そのような場合，個々の質問項目をどのように結びつければ，評価しようとする状態を，最終的な点数に適切に反映させられるかという問題が生じます．

もっとも簡単な方法は，個々の質問項目の点数を単純に足し算するという方法です．個々の項目にほとんど何の仮定も設けません．唯一の暗黙の仮定は，どの項目も最終スコアに等しく寄与しているということです．認知機能の評価に用いられる長谷川式簡易知能評価スケール*は，「年齢」や「時間の見当識」，「場所の見当識」など，9つの項目から構成されており，それぞれの項目の中には数個の課題があります．各課題に対して与えられている配点を加算して，その項目の得点とします．

例えば，「時間の見当識」の質問項目には4つの課題（年，月，日，曜日）

---

* 加藤伸司，下垣光　小野寺敦志，他：改定長谷川式簡易知能評価スケール（HDS-R）の作成．老年精医誌 2：1339-1347，1991．

があり，被験者が答えられた時（正解）は，1点，答えられなかった時（不正解）は，0点と配点されており，合計した値が「時間の見当識」の点数となります．最高点が4点，最低点が0点です（表4-6）．

表4-6　時間の見当識の回答例

今日は何年の何月何日ですか？　何曜日ですか？	
○年	不正解（0点）
○月	正解（1点）
○日	正解（1点）
○曜日	不正解（0点）
	時間の見当識：2点

　経験的に，4つの課題（年，月，日，曜日）の難易度には差があるのではないかという気がしますが，認知機能を評価する上で，どのように配点すべきかを決めるのは容易ではありません．そのため，簡易テストや小規模な研究で限定的に利用される評価スケールの多くは，単純に等価のスコアリングがなされています．

D．項目に対する重み付け

　質問項目の中で，他の項目より重要なものは，全体の点数により大きく寄与するような重み付けがなされている評価スケールもあります．基本的ADLの評価スケールであるBarthel index（BI）（☞p.38）には，10項目の遂行能力を，原則的には，自立していれば10点，何らかの介助を必要とすれば5点，基準を満たしていない場合は0点と，3段階でスコアリングしていますが，いくつかの項目には，介助者の仕事量という側面からみた重み付けがなされ，全体として，合計点の最高が100点となるようにしてあります．

　例えば，「車椅子・ベッド間の移動を行なうこと」という項目は以下のようなスコアリングがなされ，この項目の最高点は他の項目よりも大きく設定され

ています（表4-7）．

表4-7　BIにおけるスコアリングの例

・この活動のすべての相が自立（15点）
・この活動のいずれかの段階で，わずかの介助を要する，あるいは安全のために監視を必要とする（10点）
・患者は介助なしに座位になれるが，ベッドから持ち上げてもらわなければならない，あるいは移乗にかなりの介助を要する（5点）
・基準を満たしていない（0点）

　重み付けは評価スケールの性質や使用目的に合わせて行なう必要があります．例えば，介護保険の施行にあたって，厚生労働省が開発した要介護度の認定のための一次判定ソフトは，施設入所および入院中の介護に要する時間を調査して計算されているため，在宅高齢者に適用すると，認知症などによる問題行動に対する重み付けが適切ではないという問題が提起されています．また，ADLの評価が「介助者」の仕事量を根拠として重み付けするのに対して，QOLの評価スケールでは，「被験者」の主観的判断という，別の側面からの重み付けがなされています．

E．間隔変数として扱えるスコアリング

　一般的な評価スケールでは，個々の質問項目の点数は順序変数として扱います．評価スケールが複数の項目からなっている場合は，厳密には，合計点も順序変数（離散変数）として扱う必要がありますが，合計点が比較的大きな数値となる場合には，通常，評価スケール全体としては間隔変数（連続変数）として扱っています．

　サーストン法や対比較法（☞p.59）により作られた評価スケールでは，回答選択肢の間隔がほぼ等しくなることが保証されているため，個々の質問項目の点数を間隔変数（連続変数）としての扱うことができます．また，包括的QOL評価スケールであるSF-36（☞p.40）では，これらの方法は用いていませんが，作成後に行なわれたさまざまな研究により，ほとんどの質問項目の回答選択肢

は等間隔であることが確認されています．つまり，個々の選択肢につけられた1，2，3…という順序変数をそのまま，あるいは逆向きに変換して，その項目の点数とし，間隔変数として扱うことができます*．

4.4.2 スコアの標準化

1つの評価スケールを複数の母集団に適用した結果や，複数のスケールを用いて同じ属性や能力を測定した結果を比較したい場合，まず，スコアの母平均値や母標準偏差などの母数（parameter）が異なるデータを一定の基準にそろえるよう変換しておく必要があります．これを標準化（standardization）といいます．

A．連続変数スコアの標準化

スコアが連続変数として扱えるならば，学力試験の偏差値のような形で，他の評価スケールの結果と比較することができます．母平均値，μ，および，母標準偏差，σの正規分布に従う母集団に属する変数，xを，平均値を原点，0に移し，標準偏差が1となるように変換したものがz値（z score）です．

$$z = \frac{x - \mu}{\sigma}$$

通常は母平均値，μや，母標準偏差，σは未知なので，標本平均値，$\bar{X}$，および，標本標準偏差，SDで代用します．

x_i：i番目のデータ，n：データ数

$$\bar{X} = \frac{\sum x_i}{n}$$

$$SD = \sqrt{\frac{\sum (x_i - \bar{X})^2}{n-1}}$$

---

* いくつかの項目では等間隔性が否定されたため，別の方法で評価した結果と比較して回答選択肢が等間隔になるよう調整したスコアリングがなされている．

$$z = \frac{x_i - \overline{X}}{SD}$$

数値例 4−1

ある評価スケール（1点：弱→100点：強）を用いて，10人の被験者のストレス度を評価した．各被験者のスコアの z 値は？

被験者 No.	スコア
1	53
2	47
3	87
4	74
5	90
6	51
7	79
8	77
9	42
10	61

計算手順と解答

1) 平均値，$\overline{X}$ と標準偏差，SD を求める．

$$\overline{X} = (53 + 47 + \cdots + 61)/10$$
$$= 66.1$$
$$SD = \sqrt{\frac{(53-66.1)^2 + (47-66.1)^2 + \cdots + (61-66.1)^2}{10-1}}$$
$$= 17.41$$

[EXCEL 関数* $\overline{X}$：AVERAGE（配列），SD：STDEV（配列）]

2) 各被験者の z 値を求める．

例）被験者 No.1
$$z = (53 - 66.1)/17.41$$
$$= -0.75$$

＊ 数値例の計算は表計算ソフト EXCEL の統計関連関数を用いて行うことができる．使い方は p.157〜160を参照．

被験者 No.	スコア	z 値
1	53	−0.75
2	47	−1.10
3	87	1.20
4	74	0.45
5	90	1.37
6	51	−0.87
7	79	0.74
8	77	0.63
9	42	−1.38
10	61	−0.29

なお，学力試験の偏差値は，z値を100点満点の真ん中の値である50に移し，さらに10倍することで，実際の点数に近づけてイメージしやすくしてあります．

$$偏差値 = 50 + 10z$$
$$= 50 + 10 \times \left(\frac{x_i - \overline{X}}{SD}\right)$$

また，知能指数（intelligence quotient，IQ）は以下の式で求めます．

$$IQ = 100 + 15z$$
$$= 100 + 15 \times \left(\frac{x_i - \overline{X}}{SD}\right)$$

正規分布しているデータは，$\mu \pm \sigma$以内に68.3%，$\mu \pm 2\sigma$以内に95.5%，$\mu \pm 3\sigma$以内に99.7%が含まれるので，z値の絶対値が3以上になることは極めてまれです．学力試験の偏差値の場合は，80点以上か20点以下，知能指数（IQ）の場合は，145以上か55以下に当たります．

B．順序変数スコアの標準化

順序変数として得られたスコアや，明らかに正規分布から逸脱しているスコ

アは，母集団の性質を母平均値や母標準偏差で表すことができないのでz値に変換することはできません．他の評価スケールの結果と比較したい場合には，子供の発育を評価するための身長体重チャートなどで広く知られているパーセンタイル（percentile）に変換する方法を用います．その子供が同じ年齢の子供の身長（あるいは体重）の平均値に等しければ50パーセンタイルであり，その年齢のすべての子供のうち，半分はその子より身長が高く（あるいは，体重が重く），半分はその子より低い（軽い）ことを表しています．

計算方法は，順位統計法における順位のつけ方（☞p.122）と同様に，まず，データを大きさの順に並べ替えて順位をつけます．n個のデータ，x_1, x_2, x_3 … x_n がある時，並べ替えたデータを等分に百分割し，その値より小さいデータがi％であるような順位をiパーセンタイルといい，それに対応するxの値をiパーセンタイル値といいます．

数値例 4-2

ある評価スケール（1点：弱→100点：強）を用いて，10人の被験者のストレス度を評価した．各被験者のスコアのパーセンタイルは？

被験者 No.	スコア
1	53
2	47
3	87
4	74
5	91
6	51
7	79
8	79
9	42
10	61

計算手順と解答

スコアの大きい順に並び替える．例えば，被験者No.5のスコア（91）より小さいデータは，他の9人の被験者すべて，すなわち，全体の90％なので，90パーセン

タイルとする．被験者No.7と，No.8のスコアは等しい（79）ので，順位は7位と8位の平均値，7.5とし，パーセンタイルは両者とも65パーセンタイルとする．

被験者No.	スコア	順位（降順）	パーセンタイル
5	91	10	90
3	87	9	80
7	79	7.5	65
8	79	7.5	65
4	74	6	50
10	61	5	40
1	53	4	30
6	51	3	20
2	47	2	10
9	42	1	0

[EXCEL関数　パーセンタイル：PERCENTRANK（配列，x，有効桁数）]*

4.4.3　スコアのカテゴリ化

　プライマリケアの現場では，高度な機器や侵襲的な検査による確定診断を行う前に，臨床所見や病歴などから特定の疾患をスクリーニングする評価スケールが数多く作られています．このようなスケールでは，スコアをある値でカットして，疾患あり／なし，という2つにカテゴリに分けますが，カットオフ値を決めるためのはっきりとした判断基準がない場合が多いので，予備的な研究によって，目的とする疾患や属性を弁別する能力がどの程度であるかという指標を求めておく必要があります．

A．感度と特異度

　疾患の有無を判定するスクリーニング用の評価スケールは，事前にその分野

＊　PERCENTRANKを用いてパーセンタイルの表示にするには100を掛ける．データ数が少ない場合は，数値例の計算結果とは多少異なった数値が出力される．

で既に使われ広く受け入れられているゴールドスタンダード（gold standard）と比較して，以下のようなクロステーブル（crosstable）にまとめ，感度（sensitivity）と特異度（specificity）を求めます．

		スクリーニング用評価スケール(S)		
		疾患あり	疾患なし	合計
ゴールドスタンダード(G)	疾患あり	a	c	a+c
	疾患なし	b	d	b+d
	合計	a+b	c+d	a+b+c+d

ゴールドスタンダードの検査（G）で疾患を持つ群における，スクリーニング検査（S）での陽性率

$$感度 = \frac{a}{a+c}$$

ゴールドスタンダードの検査（G）で疾患を持たない群における，スクリーニング検査（S）での陰性率

$$特異度 = \frac{d}{b+d}$$

数値例 4-3

100人の被験者に対して，ゴールドスタンダード（G）と，スクリーニング用に作成した新評価スケール（S）を用いて，ある疾患の有無を判定した．感度と特異度は？

		スクリーニング用評価スケール(S)		
		疾患あり	疾患なし	合計
ゴールドスタンダード(G)	疾患あり	45	12	57
	疾患なし	7	36	43
	合計	52	48	100

計算手順と解答

感度＝45/57
　　＝0.789
特異度＝36/43
　　＝0.837

B．ROC曲線によるカットオフ値の決定

　評価スケールの感度と特異度を求めるには，最終スコアを，ある数値を境に，疾患あり／疾患なし，という2つのカテゴリに分けなければなりませんが，カットオフ（cutoff）値を変更すると，疾患を持つと判定される陽性率が変ると同時に，疾患を持たない群における偽陽性率も同じ方向に変化します．つまり，感度を高めようとすれば特異度が低下してしまい，逆に特異度を上げれば感度が下がります．そこで，カットオフ値を少しずつ変えて，横軸が偽陽性率，すなわち（1－特異度），縦軸が真陽性率（感度）のグラフにプロットすることで，最適な感度と特異度をもたらすカットオフ値を決めることができます．このようなグラフを受信者操作特性曲線（receiver operating characteristic curve, ROC）と呼びます（図4－1）．

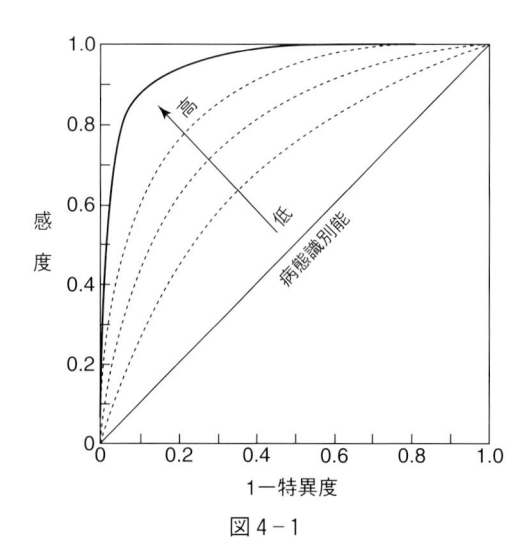

図4－1

最適な感度と特異度をもたらすカットオフ値は？

　ROC 曲線の左下隅の点（0,0）から右上隅の点（1,1）へ引いた対角線は識別能力が全くないテストの特徴を表しています．ROC 曲線が対角線と重なっている時，すなわち，曲線下面積（the area under the curve）が0.5の場合，この評価スケールを用いて疾患を持つ人を識別することはできません．曲線下面積が1.0に近いほど（ROC 曲線が，左上の点（0,1）の方向に膨らんでいるほど），少ない偽陽性数で，疾患を有する人を見つけることができます．

数値例 4−4

　ゴールドスタンダード（G）により，ある疾患を持つことが確認されている患者（P），15人，および，正常者（N），15人に新しく作成したスクリーニング用の評価スケール（S）（1−10点）を適用した．ROC 曲線を描け．

患者（P）		正常者（N）	
No.	スコア	No.	スコア
1	5	1	1
2	6	2	4
3	8	3	5
4	9	4	3
5	3	5	6
6	2	6	4
7	10	7	3
8	6	8	5
9	5	9	1
10	9	10	4
11	7	11	5
12	9	12	3
13	6	13	7
14	8	14	2
15	10	15	5

計算手順と解答

1) カットオフ値，1以上を患者とすると，

		スクリーニング用評価スケール(S)		
		疾患あり	疾患なし	合計
ゴールドスタンダード(G)	患者	15	0	15
	正常者	15	0	15
	合計	30	0	30

感度= 15/15
　　 = 1.000
特異度= 0/15
　　　 = 0

2) カットオフ値，2以上を患者とすると，

		スクリーニング用評価スケール(S)		
		疾患あり	疾患なし	合計
ゴールドスタンダード(G)	患者	15	0	15
	正常者	13	2	15
	合計	28	2	30

感度= 15/15
　　 = 1.000
特異度= 2/15
　　　 = 0.133

3) カットオフ値，3以上を患者とすると，

		スクリーニング用評価スケール(S)		
		疾患あり	疾患なし	合計
ゴールドスタンダード(G)	患者	14	1	15
	正常者	10	3	15
	合計	24	6	30

感度=14/15
　　=0.933

特異度＝ 3/15
　　　＝0.200

以下同様に，
4）カットオフ値，10以上を患者とすると，

		スクリーニング用評価スケール(S)		
		疾患あり	疾患なし	合計
ゴールドスタンダード（G）	患者	2	13	15
	正常者	0	15	15
	合計	2	28	30

感度＝2/15
　　＝0.133
特異度＝15/15
　　　＝1.000

5）各カットオフ値に対する感度と，偽陽性度（1－特異度）をまとめると，

カットオフ値	感度	1－特異度
≧1	1.000	1.000
2	1.000	0.867
3	0.933	0.800
4	0.867	0.600
5	0.867	0.400
6	0.733	0.133
7	0.533	0.067
8	0.467	0.000
9	0.333	0.000
10	0.133	0.000

6）横軸に，1－特異度，縦軸に，感度をプロットして ROC 曲線を描く．

曲線下面積*= 0.840

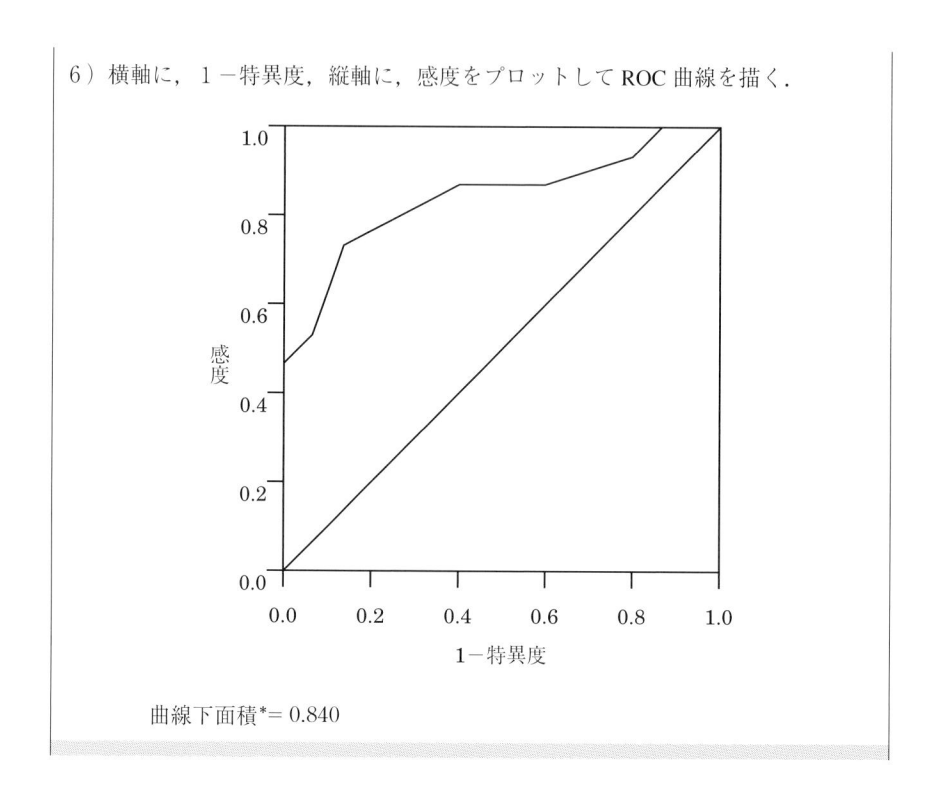

　＜数値例 4-4＞では，カットオフ値が6以上の場合の点が左上の点 (0, 1) にもっとも近いことから，このカットオフ値を採用するのが最適であると言えますが，疾患を見逃した時の結果が重大な場合には，偽陽性率を上げるという犠牲を払ってでもカットオフ値をもっと低くして感度を上げた方がよく，逆に，他にも疾患を検出する手段があり，偽陰性が多いと再検査に時間や費用がかかりすぎるような場合にはカットオフ値をもっと高く設定することもできます．

＊　曲線下面積を求めるには，SPSS などの統計ソフトを使用．

この章のまとめ

　新たな評価スケールを作るには，まず，さまざまな情報源から質問項目や回答選択肢の候補が集め，質問紙などの形式に整えた後，不適切な表現や回答形式を改め，スコアリングの方法を決めるという手順で行なう．評価スケールから得られたデータを連続変数（間隔変数）として扱うか，順序変数（離散変数）として扱うかは，評価スケールの作られ方に依存する．個々の質問項目に割り当てたスコアをどのように結びつけて最終的なスコアとするかに関しても，単純に加算したり，項目ごとに重み付けを行なうなど，さまざまな方法がある．また，スコアを z 値やパーセンタイルで表して標準化しておけば他の評価スケールの結果と比較することができる．疾患の有無を判定する評価スケールでは，ROC 曲線を求めて最適な感度と特異度をもたらすカットオフ値を決める．

5 評価スケールの検定

5.1 評価スケールを測定道具にするためには

　新しく評価スケールを作るということは，研究者が自分の研究に必要な測定機器を自作するようなものです．質問項目や回答選択肢を作りスコアリングの方法を決めて，何かを測れば何らかの数値が得られます．それを市販の測定機器によって得られたデータ並みに扱うことができるようにするためには，いつ，誰が測っても同様の結果が得られるか（信頼性），また，測りたいものを正しく測定しているか（妥当性）という検定を行なわなければなりません．既存の評価スケールを用いる場合でも，それまで用いられたことのない新しい状況で，あるいは，新しい被験者のグループに対して適用する時は，再度，検定を行なわなければなりません．

　教育学や心理学分野では，機器により測定できる領域が限られているため，伝統的に，学力やパーソナリティ，適性などを測定するための主観的評価スケールの作成に多くの時間と労力が費やされ，計量心理学的な見地からデータの信頼性や妥当性が検定されてきました．一方，機器測定を重視してきた医薬分野では，相対的に，主観的評価スケールによるデータが軽視され，ちょっとしたアンケート調査のような感覚で，安易に評価スケールが自作され，得られたデータも恣意的に扱われる傾向があります．

　日・米・EU 三極医薬品規制調和国際会議（ICH）に基づいて作られたガイドライン（1998年）（www.nihs.go.jp/dig/ich）には，臨床試験で用いる評価項目は，正確性，精度，再現性，信頼性，妥当性，反応性などが確認されていなければならないと記載されており，先行研究において用いられ，公表されている変数を用いるべきであるとされています．つまり，機器測定によるデータだけでなく，主観的評価スケールによるデータもまた，科学的根拠のあるものでなければならないということです．

　本章では，評価スケールが測定手段として受け入れられるための最低条件である信頼性と妥当性の検定法について述べます．

5.2 信頼性

信頼性 (reliability) の検定とは,具体的には,同じ対象を,繰り返し測定した時のデータのばらつきを測定することにより,データの精度 (precision),すなわち,測定誤差の最大値を調べます.この値が,実際に評価スケールを適用する時には,1回だけ測定されたデータがどの程度信頼できるかという指標になります.

5.2.1 信頼性の検定方法

A. 機器測定の場合

分析機器を用いた臨床検査では,機器自体はメーカーによって較正されていても,測定者が変わるとデータがばらつきます.これを調べるのが検者間信頼性 (inter-tester reliability) の検定です.また,同じ測定者であっても,繰り返し測定を行なうとデータがばらつきます.この場合は検者内信頼性 (intra-tester reliability) を検定します.

例えば,生化学検査値の検者間信頼性は,複数の測定者が,濃度の一定したプール血清を,同じ方法で測定します.統計学的に測定値のばらつきを表すには分散 (variance, V) を求めます.

x_i:i番目のデータ,$\overline{X}$:平均値,n:データ数

$$V = \frac{\sum (x_i - \overline{X})^2}{n-1}$$

〈数値例 5-1〉

プール血清を用いて,3人の測定者がクレアチニンの測定を行い,それぞれ 1.05,1.12,1.01mg/dl だった.分散 (V) は?

計算手順と解答

$\overline{X} = (1.05 + 1.12 + 1.01)/3$

$$\begin{aligned}
&= 1.06 \quad (\text{mg/dl}) \\
V &= \frac{(1.05-1.06)^2+(1.12-1.06)^2+(1.01-1.06)^2}{3-1} \\
&= 0.0031 \quad (\text{mg}^2/\text{dl}^2)
\end{aligned}$$

[EXCEL 関数　$\bar{\mathrm{X}}$：AVERAGE（配列），V：VAR（配列）]

検者内信頼性も，同一測定者が，同じ日に短時間で繰り返し，あるいは，測定日を変えて，同一条件で測定します．

ところで，このようにして求めた分散は，どのような場合でも，単独で，臨床検査値としての信頼性の指標になるでしょうか？　例えば，同じ被験者の体温を，3回続けて測定し，36℃，37℃，38℃であったとしたら，人間の体温の「変動範囲」に比べて，分散が大きすぎて，このような測定値は信頼できません．血清中のクレアチニン値の，検査値としての信頼性を論じる場合も，前提条件として，かなり大きな集団で，さまざまな疾患によるクレアチニンの「変動範囲」が知られている，ということが必要です．既に臨床で用いられている検査値であればこのような条件を満たしていますが，評価が確定していない新しい検査値の場合は，次に述べる評価スケールの信頼性と同様の問題が残ります．

なお，臨床検査値の測定誤差は，通常，測定単位と同じになるように，分散の平方根を求めて標準偏差（standard deviation，SD）で表します．多くの検査データを扱う施設では，測定単位や平均値の異なる検査値のばらつきを比較する必要がありますから，数値の大きさによって変化してしまう標準偏差よりは，以下の式で表される変動係数（coefficient of variance，CV）の方がよく用いられます．測定精度が同じなら，平均値が異なっていても変動係数はほぼ一定になります．

$$\begin{aligned}
\mathrm{SD} &= \sqrt{V} \\
\mathrm{CV} &= \frac{\mathrm{SD}}{\bar{\mathrm{X}}} \times 100
\end{aligned}$$

数値例 5-2

〈数値例 5-1〉の臨床検査値の標準偏差（SD），および，変動係数（CV）は？

計算手順と解答

$$SD = \sqrt{0.0031}$$
$$= 0.0557 \quad (mg/dl)$$

$$CV = \frac{0.0557}{1.06} \times 100$$
$$= 5.25 \quad (\%)$$

[EXCEL関数　SD：STDEV（配列）]

B．評価スケールの場合

　評価スケールの場合も，基本的には臨床検査値の場合と同様，1人の被験者を，複数の観察者が評価したり（検者間信頼性），同じ観察者が，時間を変えて測定を繰り返したり（検者内信頼性）した時の点数のばらつきが小さい程，信頼性があると言えます．つまり，データのばらつきの指標として分散を求めればよいのですが，評価スケールの多くは，順序変数によるスコアリングがなされているため，カテゴリデータを扱うための手法（コーエンのκ係数など☞p.97）を用いる必要があります．ただし，カテゴリが比較的多い（約10以上）場合は，連続変数のための解析法を適用することができます．

　まず，先に述べた臨床検査値の場合と比較しやすいように，10点スケールを例として用いて，スコアの分散を求めてみましょう．

数値例 5-3

　3人の評価者が，ある評価スケール（1点：軽症→10点：重症）を用いて，1人の幼児の痛みの程度を顔の表情などから判定し，それぞれ6点，7点，8点と評価した．分散（V）は？

計算手順と解答

$$\overline{X} = (6+7+8)/3 = 7.0$$

$$V = \frac{(6-7)^2+(7-7)^2+(8-7)^2}{3-1} = 1.0$$

[EXCEL 関数　$\overline{X}$：AVERAGE（配列），V：VAR（配列）]

ところで，この値が，単独で，評価スケールの信頼性の指標となりうるでしょうか？　まず，〈数値例 5-1〉では，多くの被験者の血清を混合したプール血清を用いましたが，〈数値例 5-3〉の場合は，1 人の幼児につけられた点数のばらつきです．この幼児が被験者を代表するサンプルとしてふさわしいという保証はありません．さらに，たいていの主観的評価スケールに対して言えることですが，さまざまな被験者間で，点数の「変動範囲」がどの程度あるのかということが共通認識として得られていません．ですから，1 人の被験者の値のばらつきだけ求めてもほとんど意味がないのです．

評価スケールの信頼性の指標とするには，この値を，複数の被験者間のばらつきとの相対的な大きさで示す必要があります．

数値例 5-4

3 人の評価者が，〈数値例 5-3〉と同じスケールを用いて，10 人の幼児の痛みの程度を評価し点数をつけた．各被験者の点数の分散(V)は？

	評価者1	評価者2	評価者3
患者1	6	7	8
患者2	2	5	6
患者3	1	2	2
患者4	3	4	6
患者5	5	4	5

患者6	8	9	10
患者7	5	6	8
患者8	4	6	7
患者9	5	6	7
患者10	8	9	8

計算手順と解答

〈数値例 5-3〉の計算を各患者に対して個別に行なう．

	評価者1	評価者2	評価者3	各患者の平均値 ($\bar{X}$)	各患者の分散 (V)
患者1	6	7	8	7.00	1.00
患者2	2	5	6	4.33	4.33
患者3	1	2	2	1.67	0.33
患者4	3	4	6	4.33	2.33
患者5	5	4	5	4.67	0.33
患者6	8	9	10	9.00	1.00
患者7	5	6	8	6.33	2.33
患者8	4	6	7	5.67	2.33
患者9	5	6	7	6.00	1.00
患者10	8	9	8	8.33	0.33

このように，10人の患者について個別に分散を求めただけでは評価スケールの信頼性の指標とはなりませんが，この表を眺めてみると，各々の対象に対して処置や時間を変えて複数回の観測を行なう，反復測定分散分析（repeated measures ANOVA）（☞p.141）の研究デザインになっていることがわかります．信頼性の検定は，反復測定分散分析と同じように，データ全体の変動を，要因による変動部分（個々の患者の痛みの程度の違い，および，評価者間の違い）と，偶然誤差による変動部分（測定誤差）に分けることから始めなければなりません．求めたいのは，評価スケールの測定誤差が，この患者集団の点数の変動範囲に比べて，十分小さいかどうかということです．

数値例 5-5

〈数値例 5-4〉のデータの分散分析表を作成せよ．

計算手順と解答

1）評価者，患者，および，誤差の偏差平方和（Sum of squares, SS）を求める．
x_{ij}：患者iに対する評価者jの点数，$\bar{X}_{obs-j}$：評価者jの平均値，
$\bar{X}_{pat-i}$：患者iの平均値，M：総平均値，n：患者数，k：評価者数

	評価者1	評価者2	評価者3	$\bar{X}_{pat-i}$
患者1	6	7	8	7.00
患者2	2	5	6	4.33
患者3	1	2	2	1.67
患者4	3	4	6	4.33
患者5	5	4	5	4.67
患者6	8	9	10	9.00
患者7	5	6	8	6.33
患者8	4	6	7	5.67
患者9	5	6	7	6.00
患者10	8	9	8	8.33
$\bar{X}_{obs-j}$	4.70	5.80	6.70	M=5.73

n = 10
k = 3

$$SS(評価者) = n \times \sum (\bar{X}_{obs-j} - M)^2$$
$$= 10 \times [(4.70-5.73)^2 + (5.80-5.73)^2 + (6.70-5.73)^2]$$
$$= 20.067$$

$$SS(患者) = k \times \sum (\bar{X}_{pat-i} - M)^2$$
$$= 3 \times [(7.00-5.73)^2 + (4.33-5.73)^2 + \cdots + (8.33-5.73)^2]$$
$$= 123.200$$

$$SS(誤差) = \sum \sum (x_{ij} - \bar{X}_{obs-j})^2 - SS(患者)$$
$$= [(6-4.70)^2 + (2-4.70)^2 + \cdots + (8-6.70)^2] - 123.200$$
$$= 10.600$$

2）それぞれの自由度（df）を求める．

$$df(評価者) = k - 1$$
$$= 3 - 1$$
$$= 2$$
$$df(患者) = n - 1$$
$$= 10 - 1$$
$$= 9$$
$$df(誤差) = (k - 1) \times (n - 1)$$
$$= 2 \times 9$$
$$= 18$$

3) それぞれの平均平方和（Mean square, MS）を求める．
$$MS(評価者) = SS(評価者)/df(評価者)$$
$$= 20.067/2$$
$$= 10.033$$
$$MS(患者) = SS(患者)/df(患者)$$
$$= 123.200/9$$
$$= 13.689$$
$$MS(誤差) = SS(誤差)/df(誤差)$$
$$= 10.600/18$$
$$= 0.589$$

4) 分散比（F）を求める*．
$$F(評価者) = MS(評価者)/MS(誤差)$$
$$= 10.033/0.589$$
$$= 17.038$$
$$F(患者) = MS(患者)/MS(誤差)$$
$$= 13.689/0.589$$
$$= 23.245$$

---

* 実際には，信頼性の検定には分散比は用いないのでこの計算は不要．

5）分散分析表にまとめる*．

		偏差平方和 (SS)	自由度 (df)	平均平方和 (MS)	分散比 (F)
要因	患者	123.200	9	13.689	23.245
	（評価者）	20.067	2	10.033	17.038
	誤差	10.600	18	0.589	
合計		153.867	29		

MS（誤差）はそれぞれのスコアの架空の『真の値』からの確率的なずれ，すなわち偶然誤差を表しており，そのまま誤差分散，σ_{err}^2と考えることができます．誤差分散は要因による変動であるMS（患者）およびMS（評価者）にも入り込んでいるので，MS（患者）と患者の分散，σ_{pat}^2，および，MS（評価者）と評価者の分散，σ_{obs}^2の関係は以下の式で表されます．

MS（誤差）＝ σ_{err}^2
MS（患者）＝ $k \times \sigma_{pat}^2 + \sigma_{err}^2$
MS（評価者）＝ $n \times \sigma_{obs}^2 + \sigma_{err}^2$

これらの式から，誤差分散，σ_{err}^2，患者の分散，σ_{pat}^2，および，評価者の分散，σ_{obs}^2を求めるには，

σ_{err}^2 = MS（誤差）
σ_{pat}^2 =（MS（患者）− MS（誤差））/k
σ_{obs}^2 =（MS（評価者）− MS（誤差））/n

＊　EXCELで基本的な統計解析を行うには，メニューバーからツール→分析ツールを選ぶ（メニュー分析ツールがない場合はツール→アドイン．有効なアドインから分析ツールを選んでOKをクリック）．分析ツールには反復測定分散分析法は含まれていないが，「分散分析：繰り返しのない二元配置」で代用することができるので，これを利用して分散分析表を作成してもよい

数値例 5-6

〈数値例 5-4〉における誤差分散（σ_{err}^2），患者の分散（σ_{pat}^2），評価者の分散（σ_{obs}^2）は？

計算手順と解答

$\sigma_{err}^2 = 0.589$

$\sigma_{pat}^2 = (13.689 - 0.589)/3$

$\quad = 4.367$

$\sigma_{obs}^2 = (10.033 - 0.589)/10$

$\quad = 0.944$

これらの分散は一体何を意味しているのでしょうか？ これを理解するには，測定誤差が全くない機器のような，理想的な評価スケールを想定してみるとよいでしょう．

数値例 5-7

3人の評価者が，測定誤差のない評価スケール（1点：軽症→10点：重症）を用いて，10人の幼児の痛みの程度を評価し点数をつけた．誤差分散（σ_{err}^2），患者の分散（σ_{pat}^2），評価者の分散（σ_{obs}^2）は？

	評価者1	評価者2	評価者3
患者1	6	7	8
患者2	4	5	6
患者3	1	2	3
患者4	3	4	5
患者5	4	5	6
患者6	8	9	10
患者7	6	7	8
患者8	6	7	8
患者9	5	6	7
患者10	7	8	9

計算手順と解答

参考までに，＜数値例 5-4＞のように，患者ごとに個別に分散を求めてみると，

	評価者1	評価者2	評価者3	各患者の平均値	各患者の分散 (V)
患者1	6	7	8	7.00	1.00
患者2	4	5	6	5.00	1.00
患者3	1	2	3	2.00	1.00
患者4	3	4	5	4.00	1.00
患者5	4	5	6	5.00	1.00
患者6	8	9	10	9.00	1.00
患者7	6	7	8	7.00	1.00
患者8	6	7	8	7.00	1.00
患者9	5	6	7	6.00	1.00
患者10	7	8	9	8.00	1.00

1）＜数値例 5-5＞と同じ手順で分散分析表を作る．

	偏差平方和 (SS)	自由度 (df)	平均平方和 (MS)	分散比 (F)
患者	114	9	12.667	—
要因（評価者）	20	2	10.000	—
誤差	0	18	0	
合計	134	29		

2）誤差分散 (σ^2_{err})，患者の分散 (σ^2_{pat})，評価者の分散 (σ^2_{obs}) を求める．

$\sigma^2_{\text{err}} = 0$

$\sigma^2_{\text{pat}} = (12.667 - 0)/3$

$\quad = 4.222$

$\sigma^2_{\text{obs}} = (10.000 - 0)/10$

$\quad = 1$

この例からわかるように「測定誤差のない評価スケール」には，偶然誤差 (σ^2_{err}) はありません．しかし，評価スケールを用いる評価者には固有の癖（系統誤差）があるので，個々の患者につけられた点数は同じになるとは限りません．この

例の場合は評価者1，2，3の順に，高い目に（症状を重く）評価する癖があり，3人の評価者の点数はどの患者に対しても1ずつずれています．

5.2.2　信頼性係数

現実の評価スケールで測定された数値には必ず偶然誤差（σ_{err}^2）が入り込みます．そこで，患者間の点数の違いが偶然誤差の範囲を超えているかどうかを示すために，評価スケールの信頼性の指標として，以下の式で定義される信頼性係数（reliability coefficient, r）を用います．

$$r = \frac{\sigma_{\text{pat}}^2}{\sigma_{\text{pat}}^2 + \sigma_{\text{err}}^2}$$

数値例　5-8

＜数値例 5-4＞および，＜数値例 5-7＞の評価スケールの信頼性係数（r）は？

計算手順と解答

＜数値例 5-4＞
$$r = 4.367/(4.367 + 0.589)$$
$$= 0.881$$

＜数値例 5-7＞
$$r = 4.222/(4.222 + 0)$$
$$= 1$$

信頼性係数，rは0から1の間の値をとり，1は完全な評価，0は全くでたらめな評価であることを表しています．＜数値例 5-4＞の評価スケールでは，各患者につけられた点数の平均値の88.1%が患者の痛みの違いに由来しているのに対して，＜数値例 5-7＞で用いた，「測定誤差がない評価スケール」では，100%が患者の痛みの違いに由来していることを示しています．

信頼性係数はどのくらいあればよいか

　評価スケールの信頼性は被験者集団に依存し，測定対象が変わると変化します．＜数値例 5-4＞の評価スケールを，痛みの程度があまり違わない患者集団に用いたとしたら，患者の分散（σ^2_{pat}）の値が小さくなり，相対的に誤差分散（σ^2_{err}）が大きくなるため，信頼性係数，rは小さくなります．臨床試験などでは，できるだけ個人差の少ない（σ^2_{pat}が小さい）被験者を集めた方が処置による変化が捉えやすくなりますが，相対的に誤差分散（σ^2_{err}）が大きくなることになり，逆に，評価スケールの信頼性が低くなるというパラドックスが指摘されています．

　どんな測定法でも，適切な条件下で適切な母集団に対して用いれば，ある程度の信頼性係数値は得られますが，問題にしなければならないのはその程度の信頼性で十分かどうかです．教育学の分野では，受験者の合否を決めるための学力試験など，個人に関して何か決定するために用いられるテストの場合は，信頼性係数は 0.9 程度の値が推奨されています．しかし，医薬分野で用いられている評価スケールでこのような基準を満たすものはごくわずかです．

　研究で群間の違いを比較する場合，信頼性が低い評価スケールを用いていても，多くの個人の点数を平均して結論を引き出すので，標本数が多ければ測定誤差が減ります．また，通常，単一の研究結果だけに基づいて何らかの決定を下すことはなく，一連の研究を繰り返し行って結論を引き出すので弊害は少ないと言えます．そのため，評価スケールを研究に用いるならば信頼性は 0.7 でよいが，診断に用いるならば 0.9 を推奨するという意見もあります．

5.2.3　その他の信頼性の指標

A．評価者間のばらつきを含めた信頼性係数

　＜数値例 5-4＞の評価スケールの信頼性係数には，評価者に由来する分散（σ^2_{obs}）が含まれていません．痛みの評価においては，3人の評価者の間で，例えば，患者1の痛みが患者2より強い，という順序が一致していれば，点数が同じである必要がないからです．一般的な評価スケールの使い方をする時に

は点数は順序変数として扱われますので,評価者間で順序の一致は求められますが,絶対的な点数の一致は必ずしも必要ではありません.そのため,信頼性係数には評価者のばらつきは含めないことが多いのです.

しかし,ある点数以上を取らなければ合格できない能力テストなどにおいては,各評価者の点数にあまり差があってはいけないので,評価者間のばらつきも含めた,以下のような形の信頼性係数が用いられます.

$$r = \frac{\sigma_{pat}^2}{\sigma_{pat}^2 + \sigma_{obs}^2 + \sigma_{err}^2}$$

数値例 5-9

＜数値例 5-4＞の評価スケールの,評価者間のばらつきも含めた信頼性係数(r)は?

計算手順と解答

r = 4.367/(4.367 + 0.944 + 0.589)
  = 0.740

B.テスト—再テスト信頼性係数

医薬研究においては,複数の評価者が点数をつけるよりは,むしろ,1人の評価者が,各患者に対して一定の期間を開けて,複数回,疾患の重症度や身体機能を評価するということがよく行なわれます.また,自記式の質問紙を用いて,痛みなどの自覚症状を患者自身が繰り返し回答する場合もあります.評価者によるものであれ,自記式の評価であれ,経時的測定を行なう場合にはテスト—再テスト信頼性(test-retest reliability)を調べます.

これは臨床検査値の検者内信頼性の検定に当たるものですが,機器測定との大きな違いは,評価者も,回答者も,新たに質問に答えるのではなく,最初の回答を覚えていてそれに影響されてしまったり,同じことの繰り返しに疲れたり,反感や警戒心を持ったりする可能性があることです.先行する測定が,後

に続く測定に何がしかの影響を与えることを履歴効果(aftereffect)といいます.これをできるだけ除くために,テスト—再テスト信頼性の検定は適切な期間を開けて行なわなければなりませんが,期間が長すぎると被験者の状態が変化してしまうという問題もあります.「適切な」期間は,評価スケールの内容によりますが,一般的に言って,2〜14日とされています.

データの形は,<数値例 5-4>と同様,1元配置反復測定分散分析のデザインになります.通常は2回繰り返して評価するので,評価者1,評価者2を,1回目,2回目と置き換え,信頼性係数,rは,<数値例 5-8>で用いた,評価者に由来する分散(σ_{obs}^2)が含まれない式により計算します.

$$r = \frac{\sigma_{pat}^2}{\sigma_{pat}^2 + \sigma_{err}^2}$$

数値例 5-10

1人の評価者が,ある10点スケール(1点:軽症→10点:重症)を用いて,患者の訴えや歩行の困難度などを観察することにより,10人の患者の腰痛の程度を,1週間あいだを開けて2回判定した.テスト—再テスト信頼性(r)は?

	1回目	2回目
患者1	6	6
患者2	2	4
患者3	1	3
患者4	3	3
患者5	5	5
患者6	7	7
患者7	5	6
患者8	4	5
患者9	5	6
患者10	8	6

計算手順と解答

1)<数値例 5-5>と同じ手順で分散分析表を作る.

	偏差平方和 (SS)	自由度 (df)	平均平方和 (MS)	分散比 (F)
患者	53.050	9	5.894	8.488
要因（測定時点）	1.250	1	1.250	1.800
誤差	6.250	9	0.694	
合計	60.550	19		

2）誤差分散（σ_{err}^2），患者の分散（σ_{pat}^2）を求める．

$\sigma_{err}^2 = 0.694$

$\sigma_{pat}^2 = (5.894 - 0.694)/2$

$\quad\quad = 2.600$

3）信頼性係数（r）を求める．

$r = 2.600/(2.600 + 0.694)$

$\quad = 0.789$

信頼性係数と相関係数の関係

　信頼性係数，rは，級内相関係数（intraclass correlation coefficient, ICC）と呼ばれるタイプの相関係数です．この例のように，2つの測定結果だけを検定する場合は，信頼性の指標として，通常の相関係数であるピアソンの相関係数（Pearson's correlation coefficient, r_P）を用いることもできます．

　x_i：患者iに対する1回目の点数，$\overline{X}$：1回目の平均値，y_i：患者iに対する2回目の点数，$\overline{Y}$：2回目の平均値，

$$r_p = \frac{\sum(x_i - \overline{X})(y_i - \overline{Y})}{\sqrt{\sum(x_i - \overline{X})^2 \sum(y_i - \overline{Y})^2}}$$

　ただし，ピアソンの相関係数は各患者に対する2つの測定結果（1回目 vs 2回目，評価者1 vs 評価者2，など）が同じでなくても，直線関係にあるだけで，$r_p = 1$となり，完全に信頼できる評価ということになりますので，信頼性係数，rと比較するといくぶん甘い検定となります．信頼性係数は測定結果

がすべて同じである時,すなわち,回帰直線の傾きが1.0,y切片が0の時のみ,r=1となります.また,信頼性係数は,3つ以上の測定結果をまとめて検定することができますが,ピアソンの相関係数の場合は,すべての組み合わせで,それぞれのペア間の相関係数を求める必要があります.信頼性係数は,すべてのペア間の相関係数を平均した値となります.

数値例 5-11

＜数値例 5-10＞の,1回目の測定と2回目の測定の間の,ピアソンの相関係数(r_p)は？

計算手順と解答

	1回目 (x_i)	2回目 (y_i)
患者1	6	6
患者2	2	4
患者3	1	3
患者4	3	3
患者5	5	5
患者6	7	7
患者7	5	6
患者8	4	5
患者9	5	6
患者10	8	6
平均値	$\bar{X}=4.6$	$\bar{Y}=5.1$

$$r_p = \frac{(6-4.6)(6-5.1)+(2-4.6)(4-5.1)+\cdots+(8-4.6)(6-5.1)}{\sqrt{\left[(6-4.6)^2+(2-4.6)^2+\cdots+(8-4.6)^2\right]\left[(6-5.1)^2+(4-5.1)^2+\cdots+(6-5.1)^2\right]}}$$
$$= 0.874$$

[EXCEL 関数　$\bar{X}$, $\bar{Y}$：AVERAGE（配列），r_p：PEARSON（配列1,配列2）]

$y = 0.5519x + 2.5613$ *

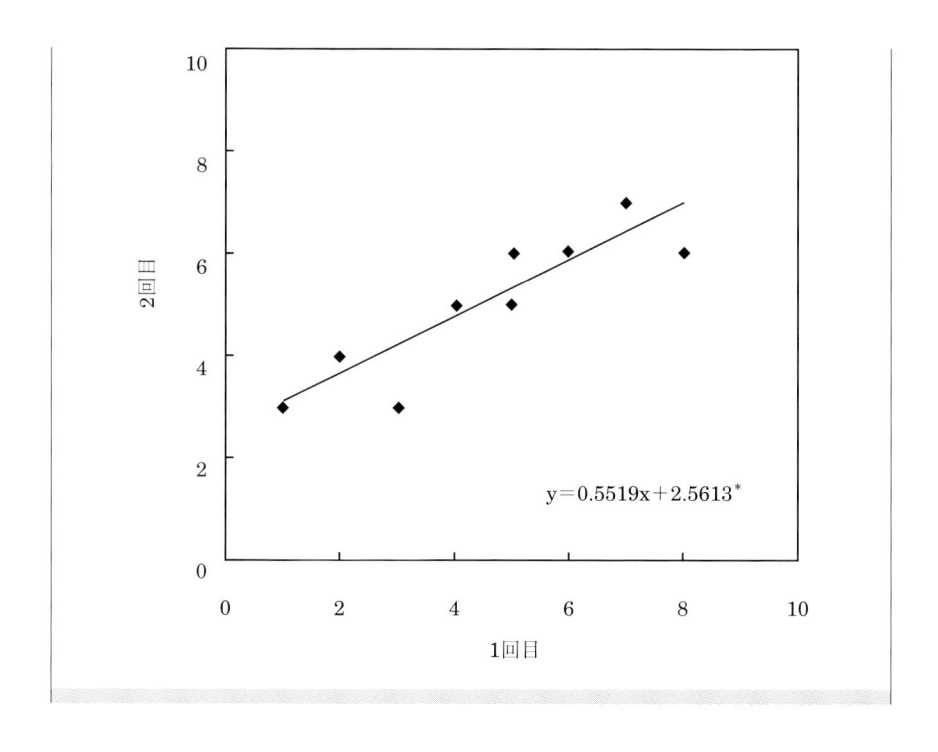

C. コーエンの κ 係数

これまでは，連続変数に近い順序変数（10点スケール）による観察結果の信頼性について考えてきましたが，複数の評価者が，有効／無効，陽性／陰性，異常／正常などの2値変数で判定する場合は，それぞれのカテゴリの出現度数を用いて検定します．評価スケールが完全であれば，評価者の判定は一致しますが，実際の評価では評価者間でいくぶん不一致が見られます．このような評価スケールの信頼性の指標としては，評価の一致率を求めます．

例えば，ある疾患の有無を判定する評価スケールを用いて，n 人の被験者に対して，2人の評価者が判定した場合，結果は以下のようなクロステーブル（crosstable）にまとめることができます．

---

* 回帰直線を求めるには，EXCEL のメニューより，グラフ→近似曲線の追加→種類：線形近似，オプション：グラフに数式を表示するを選択

		評価者 2		
		疾患あり	疾患なし	合計
評価者 1	疾患あり	a	c	a+c
	疾患なし	b	d	b+d
	合計	a+b	c+d	n

　実際に両者の判定が一致している被験者数は，「疾患あり」が a 人，「疾患なし」が d 人ですから，粗一致率は $\frac{a+d}{n}$ です．しかし，単純に 2 人の判定結果が一致している割合を示すだけでは不十分です．例えば，健康診断のように，正常者の割合が多い場合（逆に，ほとんどの人が異常を持つ集団を調べた場合も），偶然に一致する可能性が高くなりますが，異常／正常が半々程度の場合は一致率が低くなるので，偶然に起こると期待される一致率の補正をしなければなりません．

　まず，偶然に，最大限に一致する限界値を計算します．偶然による一致のみが起こっているとすると，左上のセルの期待値は，$\frac{(a+b)(a+c)}{n}$，右下のセルの期待値は，$\frac{(b+d)(c+d)}{n}$ です．偶然による一致の補正をした，コーエンの κ 係数（Cohen's Kappa coefficient, κ）は，以下の式により求めることができます．P_o：一致率の観察値，P_e：一致率の期待値．

$$P_o = \frac{a+d}{n}$$

$$P_e = \frac{\frac{(a+b)(a+c)}{n} + \frac{(b+d)(c+d)}{n}}{n}$$

$$\kappa = \frac{P_o - P_e}{1 - P_e}$$

また，κ の標準誤差は以下の式により計算することができます．

$$SE(\kappa) = \sqrt{\frac{P_o(1-P_o)}{n(1-P_e)^2}}$$

数値例 5-12

2人の評価者が,臨床所見や病歴などから,ある疾患の有無をスクリーニングするための評価スケールを用いて100人の被験者を判定した.一致率（κ係数）は？

		評価者2		
		疾患あり	疾患なし	合計
評価者1	疾患あり	45	12	57
	疾患なし	7	36	43
	合計	52	48	100

計算手順と解答

$$P_o = (45+36)/100$$
$$= 0.81$$

$$P_e = \frac{\frac{57 \times 52}{100} + \frac{43 \times 48}{100}}{100}$$
$$= 0.503$$

$$\kappa = \frac{0.81 - 0.503}{1 - 0.503}$$
$$= 0.618$$

$$SE(\kappa) = \sqrt{\frac{0.81(1-0.81)}{100(1-0.503)^2}}$$
$$= 0.079$$

このように,偶然を補正した一致率,0.618±0.079は,実際の一致率,0.81に比べて,それほど高くないことがわかります.

2値変数の場合は2人の評価者の判定が完全に一致している（有／有,無／無）か,完全に不一致（有／無,無／有）しかありませんが,例えば,正常,軽症,重症という3点スケールを用い,ある患者に対して,評価者1と評価者2の判定が,（正常／軽症）だった場合と,（正常／重症）だった場合では不一致の程度が異なります.3点以上の評価スケールに対しては,このような点を考慮に入れ,κ係数を拡張した,重み付きκ（weighted kappa）（参考文献10）

を用います．この方法で求めた κ 係数は，前述の反復測定分散分析による信頼性係数と一致します．

D．クロンバッハの α 係数

これまでに述べたいずれの信頼性の検定法においても，同じ対象を，複数回測定する必要があり，実際にこのような検定を行なうにはさまざまな困難を伴います．そのため，1回の測定結果を2分割し，2回分の測定結果として，両者の間の相関関係を調べるという方法が用いられることもあります．ただし，質問項目が難しさの順に並んでいたり，いくつかの項目が一続きで関係していたり，あるいは，質問に答えるためにどれも同じ文章を読まなければならないような評価スケールの場合には，この方法を用いることはできません．

構造的に均一な評価スケールであれば，例えば，前半部分と後半部分に分けたり，奇数番号の質問項目はすべて一方に，偶数番号の項目はすべて他方に分割したりと，さまざまな方法で2分割することができますから，その数だけ2分割信頼性（split-half reliability）の値があることになります．

クロンバッハの α 係数（Cronbach's α coefficient）は，概念的には，評価スケールの，可能なすべての2分割信頼性の平均値となります．n個のサブスケールからなる評価スケール（あるいは，何らかの方法でn個に分割した評価スケール）の α 係数は，それぞれのサブスケールの点数の分散，V_i と，評価スケール全体の分散，V_T を用いて，以下の式により求めます．

$$\alpha = \frac{n}{n-1}\left(1 - \frac{\sum V_i}{V_t}\right)$$

α 係数は，仮に，サブスケールあるいは分割された個々のスケールがすべて同等であるとすれば，元の評価スケールのテスト—再テスト信頼性係数（☞p.93）と一致します．現実には同等でないので，α 係数はテスト—再テスト信頼性係数の下限値を与えることになります．

α 係数は0～1の値をとり，高いほど信頼性があると言えますが，α 係数が高すぎる場合，それは質問項目の冗長性（redundancy）が高い，つまり，少し

ずつ違ったやり方で，同じことを尋ねている質問項目が多い，（従って，いくつかの質問項目は不要である）ということも意味しています．そのため，α係数は0.7以上であるべきですが，0.9以上になってはいけないと考えられています．α係数は，本来は内部一貫性（internal consistency），すなわち，評価スケールの均一性の指標となる値なので，次節で述べる妥当性の指標の1つとする場合もあります．

数値例 5-13

4つのサブスケール（いずれも，1点：軽症→10点：重症）からなる評価スケールを用いて，5人の被験者の疲労度の評価を行なった．α係数は？

	サブスケール I	サブスケール II	サブスケール III	サブスケール IV	総合点
被験者1	1	1	2	4	8
被験者2	3	5	4	9	21
被験者3	2	4	6	5	17
被験者4	6	3	4	6	19
被験者5	4	8	9	8	29

計算手順と解答

	サブスケール I	サブスケール II	サブスケール III	サブスケール IV	総合点
被験者1	1	1	2	4	8
被験者2	3	5	4	9	21
被験者3	2	4	6	5	17
被験者4	6	3	4	6	19
被験者5	4	8	9	8	29
分散 (V_i)	3.7	6.7	7	4.3	$V_T = 57.2$

$$\alpha = \frac{4}{4-1}\left(1 - \frac{3.7 + 6.7 + 7.0 + 4.3}{57.2}\right)$$
$$= 0.828$$

[EXCEL 関数　V_I, V_T：VAR（配列）]

5.3　妥当性

妥当性（validity）とは，何を測ろうとしているのかという観点から，その評価スケールは意味があるか，あるいは，その評価スケールを用いて得られた結果から自分が得たいと思っている推論を引き出せるか，ということを表しています．信頼性と同様，評価スケールが一定レベル以上の計量心理学的性質を持つことを示す指標となっています．妥当性には以下のようなさまざまな型があり，それぞれに関して検定が行なわれます．

5.3.1　表面的妥当性

表面的妥当性（face validity）とは，その分野の専門家の目からみて，その評価スケールが測りたいものの性質を評価しているように見えるということです．つまり専門家の主観的な判断によるものです．評価スケールが，表面的に，どのように見えるようにすべきかはそのスケールの性質と使用目的によります．例えば，治療目的で訪れた医療機関で渡された質問紙に，何の説明もなく，治療に直接結びつかないような，研究目的の質問項目が含まれていたりすると，回答者の反感や疑念を生み，協力が得られなくなる可能性があります．研究の被験者としての回答を求めるには，研究目的を十分に説明し，質問者の意図を理解してもらう必要があります．

目的によっては，回答者が答えにくい質問に対して直接的な表現を避け，回答者の考えや特定の性質，行動を調べられていることに気づかないような，巧妙な質問の仕方をする場合もあります．例えば，主治医に対する信頼感の有無を知りたい場合に，「あなたにとって望ましい医療とはどのようなものですか」などと，一般論として尋ねるというやり方です．回答者がもっともらしく感じるような質問の仕方をすれば，見かけ上は妥当性があるように見えますが，一

般的に，このような質問は，意図が明白な質問に比べて表面的妥当性は劣っており，意図していたものを測っていないということが起こりえます．

5.3.2 内容的妥当性

内容的妥当性（content validity）とは，そのスケールが測ろうとしているものに関連のある，重要な内容や領域を広くカバーしているかどうかということです．表面的妥当性と同様，専門家が主観的に判断します．例えば，意識障害の程度を調べる Glasgow coma scale（GCS）（☞p. 29）では，刺激に対して，開眼，発語，運動機能という3つの項目を設け，患者の反応を点数化していますが，もし開眼の項目だけで判定したとしたら，眼瞼がはれ上がった患者では開眼が妨げられ，意識障害の程度を正しく判定することができません．同様に他の項目も，単独ではいろいろな状態の患者に対応することができません．評価スケールの内容的妥当性が高いほど，さまざまな条件下，異なった状況で，測定対象に関して引き出せる推論の幅が広がります．

内容的妥当性を高めようとすれば，必然的に評価項目が増え，判定に時間がかかるため，これも表面的妥当性と同様，評価スケールがどの程度の領域をカバーすべきかはそのスケールの性質と使用目的によります．救急の現場で用いられる GCS は，判定に要する時間が1分程度で済むよう簡潔に作られているため，患者の反応を妨げるようなさまざまな要因がある場合には，別途，その旨記載することになっています．

5.3.3 基準関連妥当性

基準関連妥当性（criterion validity）とは，評価スケールが，何か別の基準測定（criterion measure）と関連性があるかどうかということを指します．理想的には，その分野で既に使われ，広く受け入れられているゴールドスタンダード（gold standard）を用いて得られた測定結果と比較します．既にゴールドスタンダードが存在するにもかかわらず，新たな測定法が開発される理由はさまざ

までです．機器による臨床検査の場合は，既存の検査法では結果が得られるまでに時間がかかり過ぎる，高価である，あるいは，侵襲的である，などが考えられます．また，プライマリケアの現場では，確定診断の前に，出来るだけ早期に疾患を発見する目的で，病歴や問診，身体所見など，日常診療で簡単に入手できる情報だけを用いた簡便な評価スケールが作られることがあります．

同時的妥当性と予測妥当性

　新しい測定や評価と，既存の測定（基準測定）を，同時に，あるいは，短期間のうちに行ない，両方の結果の相関を調べるのが同時的妥当性（concurrent validity）の検定です．新しく開発された検査法や，評価スケールによる予測結果を判定するには，剖検の結果や，疾患のさらなる進行を待たなければならないこともあります．そのような場合には，一定の期間をおいた後に行なわれる基準測定による結果との相関関係を調べる予測妥当性（predictive validity）の検定を行ないます．

　同時的妥当性と予測妥当性の重要な相違点は，後者では基準測定による最終結果が出るまで，新しい測定法で得られた結果は封印しておかなければならないということです．もしそれ以前に，新しい測定法による結果を利用して，何らかの処置が行なわれたとしたら，基準測定を行なう時点ではその処置による結果が反映され，2つの測定法の間に高い相関関係が生まれてしまいます．これを基準汚染（criterion contamination）と呼んでいます．

　基準関連妥当性の指標としては以下のような相関係数，および，その関連係数があります．

A．ピアソンの相関係数

　評価スケールのスコアが連続変数，あるいは，大きな順序変数の場合は，正規分布が仮定できるならばピアソンの相関係数（Pearson's correlation coefficient, r_p）（☞p.95）を求めます．

数値例 5-14

10人の慢性心疾患患者の運動耐容能を，一定時間歩行した後の心拍数（基準測定）と，あらかじめ運動量が把握されている日常活動を行なう時の困難度を調べる新評価スケールを用いて測定した．ピアソンの相関係数（r_p）は？

新評価スケール
（激しく体を動かしても困難を感じない：0点
→わずかに体を動かすだけで困難を感じる：20点）

被験者 No.	基準測定 歩行後の心拍数 (beat/min)	新評価スケール 日常活動の困難度スコア
1	97	5
2	141	13
3	72	2
4	90	8
5	105	8
6	123	5
7	152	17
8	119	9
9	81	4
10	94	6

計算手順と解答

＜数値例 5-11＞と同じ計算式を用いて

$r_p = 0.873$

[EXCEL 関数　r_p：PEARSON（配列1，配列2）]

B．スピアマンの相関係数

正規分布に従わない連続変数，あるいは，カテゴリ数が比較的少ない順序変数の場合は，ピアソンの相関係数の代わりに，スピアマンの順序相関係数

(Spearman's rank correlation coefficient, r_s) を求めます．ピアソンの相関係数を求める式に，データ自体ではなく，データの大きさの順位を入れて計算します．

数値例 5-15

10人の心疾患患者の重症度を，New York Heart Association（NYHA）の分類（基準測定）と，あらかじめ運動量が把握されている日常活動を行なう時の困難度を調べる新評価スケールを用いて測定した．スピアマンの相関係数（r_s）は？

NYHA の分類（4段階）
　心疾患を有するが身体活動は制限されない：クラス1
　　　　　　　→非常に軽度の身体活動でも愁訴をきたす：クラス4
新評価スケール（5段階）
　激しく体を動かしても困難を感じない：レベル1
　　　　　　　→わずかに体を動かすだけで困難を感じる：レベル5

被験者 No.	基準測定 NYHA の重症度分類	新評価スケール 日常活動の困難度レベル
1	2	3
2	1	1
3	3	2
4	3	3
5	4	5
6	2	3
7	1	2
8	4	4
9	4	5
10	3	3

計算手順と解答

1）基準測定，および，新評価スケールのスコアを，6.4.1 順位統計の基本（☞ p.122）に示した方法で順位に変換すると，

被験者No.	基準測定 NYHAの 重症度分類	新評価スケール 日常活動の 困難度レベル
1	3.5	5.5
2	1.5	1
3	6	2.5
4	6	5.5
5	9	9.5
6	3.5	5.5
7	1.5	2.5
8	9	8
9	9	9.5
10	6	5.5

2) <数値例 5-11>と同じ，ピアソンの相関係数を求める計算式を用いて

$r_s = 0.847$

[EXCEL 関数　r_s：PEARSON（配列1，配列2）]

C．ファイ係数

陽性／陰性，異常／正常など，2値変数で判定される検査や評価の場合には，それぞれのカテゴリの出現度数を以下のようなクロステーブル（crosstable）にまとめ，ファイ係数（phi coefficient, ϕ）により相関を調べます．ピアソンの相関係数やスピアマンの相関係数と同様，−1から1までの値をとり，両変数間に強い関連がある場合は絶対値が1に近く，関連が全くない場合には0となります．ファイ係数は3つ以上のカテゴリがある順序変数においても算出することができます．以下の例のように，2つの変数がどちらも2値変数の場合は，評価の一致度の指標であるコーエンのκ係数（☞p.97）と近い値になります．

5 評価スケールの検定

		新評価スケール(T)		
		陽性	陰性	合計
基準測定(G)	陽性	a	c	a+c
	陰性	b	d	b+d
	合計	a+b	c+d	n

ファイ係数（ϕ）を求めるには，「一方の変数（新評価スケール（T））と，もう一方の変数（基準測定（G））の間に関連があるのか，あるいは，これら2つの変数は独立なのか」ということを検定するχ^2検定（χ^2 test）の場合と同じ統計量，χ^2を用います（イェーツの連続補正は行なわない）．

$$\chi^2 = \frac{(bc-ad)^2 n}{(a+b)(c+d)(a+c)(b+d)}$$

ϕはχ^2とは以下の式のような関係があります．

$$\phi = \frac{\sqrt{\chi^2}}{n}$$

数値例 5-16

100人の被験者に対して，基準測定（G）と，新評価スケール（T）を用いて，ある疾患の有無を判定した．ファイ係数（ϕ）は？

		新評価スケール（T）		
		疾患あり	疾患なし	合計
基準測定(G)	疾患あり	45	12	57
	疾患なし	7	36	43
	合計	52	48	100

計算手順と解答

$$\chi^2 = \frac{(12 \times 7 - 45 \times 36)^2 \times 100}{52 \times 48 \times 57 \times 43}$$
$$= 38.565$$

$$\phi = \frac{\sqrt{38.565}}{100}$$

$= 0.621$

基準関連妥当性の指標と信頼性係数の関係

　基準関連妥当性の指標として，ピアソンの相関係数，スピアマンの相関係数，および，ファイ係数を挙げましたが，これらの値はいずれも，用いた評価スケールの信頼性係数に依存します．信頼性が高いほど，最大限可能な妥当性も高いと言えます（理論的には，妥当性の指数の絶対値は，用いた評価スケールの信頼性の平方根を超えることはない）．つまり，信頼性のない評価スケールを用いて，「測ろうと意図したものを測っている」ことを証明することはできないということであり，信頼性は妥当性の必要条件です．しかし十分条件ではありませんので，別途，妥当性の検定が必要です．先に述べたように，評価スケールの信頼性係数は被験者集団に依存し，測定対象が変わると変化するので，妥当性の指標もまた変化します．対象とする母集団が変われば再検定する必要があります．

5.3.4　構成概念妥当性

　構成概念（construct）とは，心理学や教育学において，いろいろな行為や態度の間の関係を説明する理論をさす用語です．例えば，知性は長さや重さのように直接観察することのできません．また血圧のように，測定方法によって定義することもできません．知性を測るということは，知性の理論（構成概念）に従って，語彙が多い，知識が広い，問題解決能力があるといった，知性の外部への現われを測定するということです．ある理論（構成概念）に基づいて得られた予測が正しいかどうかを検討するのが構成概念妥当性（construct validity）です．

収束的妥当性と弁別的妥当性

　構成概念妥当性は他の型の妥当性と比べて複雑です．さまざまな検定法が提

唱されていますが，構成概念妥当性を明白に立証することができる，例えば，基準関連妥当性における相関係数のような単純な指標はありません．構成概念妥当性としてよく論じられるのが収束的妥当性（convergent validity）と弁別的妥当性（discriminant validity）です．収束的妥当性は，ある属性を調べる評価スケールのスコアが，同じ構成概念の，これとは別のスケールにおいて，関連のある変数とどのくらい密接に相関しているかということ検定します．例えば，「不安を持つ人は持たない人より自律神経の活動を自覚している」という理論を立てたとすると，不安の評価スケールのスコアは自律神経系の自覚度を測定したスコアと相関していなければなりません．弁別的妥当性は，逆に，関連のない変数とは相関していないことを検定します．もし，その理論において「不安は知性とは独立している」としているのなら，不安のスコアと知性のスコアの間に強い相関があってはいけないことになります．

　評価スケールのスコアは，測定されている属性のみならず，それを測定するプロセスによっても決まるので，新しい評価スケールの収束的妥当性，および，弁別的妥当性の検定に際しては，できるだけ異なった既存の評価方法と比較するのが望ましいとされています．例えば，自己記入する評価スケールの場合は，別の自己記入による測定法とではなくて，観察者による測定や課題を行う能力テストなどと比較評価すべきです．このように，2つ以上の，通常，無関係な属性が，2つ以上の方法で同時に測定されているという，現実には難しい条件を満たしていれば，多属性―多方法マトリクス（multitrait-multimethod matrix）と呼ばれるパワフルな方法を用いて，収束的，および，弁別的妥当性を同時に調べることができます．（参考文献10）．

　また，評価スケールに含まれる項目がいくつかのグループを形作っている場合，因子分析（factor analysis）により構成概念に含まれると想定されている因子構造を確認するという検定もよく行なわれています．例えば，包括的QOL評価スケールであるSF-36（☞p.40）は身体的健康度と精神的健康度の2因子で説明されることが確認されています．

この章のまとめ

　新しく評価スケールを作った場合，あるいは，既存の評価スケールを，それまで用いられたことのない新しい状況で適用する場合，誰が測っても同様の結果が得られるか（信頼性），また，測りたいものを正しく測定しているか（妥当性），という検定を行なわなければならない．信頼性と妥当性の検定は，その評価スケールが測定手段として受け入れられるための最低条件である．

　信頼性に関しては，1人の被験者を,複数の観察者が評価したり（検者間信頼性），同じ観察者が，時間を変えて測定を繰り返したり（検者内信頼性）した時の点数のばらつきの程度を調べる．信頼性の指標としては，信頼性係数（級内相関係数）や，κ 係数，α 係数などがある．

　妥当性に関しては，その評価スケールが測りたいものの性質を評価しているように見えるか（表面的妥当性），そのスケールが測ろうとしているものに関連のある，重要な内容や領域を広くカバーしているか（内容的妥当性），何か別の基準測定と関連性があるかどうか（基準関連妥当性），ある構成概念に基づいて得られた予測が正しいかどうか（構成概念妥当性）などを検定する．

6

評価スケールを研究に用いる

6.1 評価スケールに求められる性質

　寒暖計と体温計を使い分けるように，評価スケールは使用目的に合ったものを選ぶ必要があります．どのような母集団を対象とし，どのような属性や能力を，どの程度の精度で測定したいのかを明確にした上で，最適な評価スケールを用いなければなりません．前章で述べたように，評価スケールが，日常臨床や健康診断において，個々の被験者の何らかの属性や能力，状態などを測定する手段として受け入れられるためには，信頼性と妥当性が確保されていることが最低条件です．

　一方，複数の被験者を，集団として評価しなければならない医薬研究に評価スケールを用いる場合には，事情は少し異なります．研究目的が，ある自然発生的な母集団の特性を調べることであれば，他の母集団との差をとらえられるような検査でなければ意味がありません．何らかの介入が行なわれる研究であれば，処置を受けた群と受けない群の差，あるいは，処置前後の差を捉える必要があります．いずれにしても，個々の被験者や患者にとって評価スコアが意味があるかどうかではなく，集団の特性や加えた処置の効果を，統計学的に捉えることができるかどうかという観点から測定方法を選ばなければなりません．

　本章では，評価スケールを医薬研究に用いる場合に留意すべき問題を統計学的観点から論じます．

6.2 評価スケールによるデータの収集

6.2.1 被験者の選択

　被験者の選択は研究を成功させるための重要なポイントです．人間を対象とする研究におけるデータのばらつきは，大部分が個人差に由来します．なんらかの処置の効果をとらえることを目的とする研究の初期の段階では，選択基準（inclusion criteria）や除外基準（exclusion criteria）を厳しく設定して，性別や

年齢,疾患の重症度などがそろった,できるだけ均一な被験者を選んでおけば,処置による変化が統計学的に検出しやすくなります.

しかし,被験者が均一であるということは,将来,その処置を適用したい母集団の中の,ごく限られた標本を抽出していることになりますから,その研究結果のみから,処置が有用であるという結論を下すことは出来ません.研究の性質や目的によっては,選択基準や除外基準をゆるめて,もっと幅広い被験者を対象とする必要があります.そのような研究においては,個人差によるデータのばらつきが多少大きくなっても,十分処置の効果をとらえることの出来る評価方法を用いなければなりません.

6.2.2 反応性

処置の効果によって,評価項目がどの程度敏感に変化するかを反応性(responsiveness)と呼びます.機器測定の場合は,治療によって,高血圧患者の血圧が20mmHg低下したり,貧血患者のヘモグロビン濃度が1 g/dl 増加したというように,結果が検査値に適正に反映されるならば,その測定方法は個々の患者の疾患の改善度の評価に有用であると言えます.慢性的な疼痛を訴えている患者に,ビジュアル・アナログ・スケール(VAS)を用いて,治療前には,「これまでに経験したもっとも激しい痛み」(100mm)に近い値だったのが,治療後に20mm程度低下したとしたら,多少なりとも痛みが減じたことで,何らかの治療効果があったと感じる患者は多いでしょう.日常臨床において,痛みを「第5のバイタルサイン」として,VASによる評価を行なうことは意味があると考えられるようになってきていますが,医薬研究においても有効な評価方法となるでしょうか?

反応性の指標としてよく用いられるのがコーヘンの効果サイズ(Cohen's effect size)です.複数の被験者に同じ処置を行い,処置の前(pre)と後(post)のスコアの平均値がそれぞれ,$\bar{X}_{pre}$,および,$\bar{X}_{post}$,処置前の標準偏差がSDであったとすると,効果サイズ,dは以下のような比で表すことができます.

$$d = \frac{|\overline{X}_{pre} - \overline{X}_{post}|}{SD}$$

医薬研究では，処置群と対照群の比較を行なうというデザインもよく用いられますが，2群（A，B）間のスコアの差を求める場合には，分子は $|\overline{X}_A - \overline{X}_B|$ とし，SDは両群のスコアを合併した標準偏差とします．

数値例 6-1

20人の被験者に対して，新しい疼痛緩和法を適用し，その効果をVASを用いて評価した（データ省略）．治療前の，被験者全体のVASの平均値（$\overline{X}_{pre}$）は75 mm，標準偏差（SD）は40 mmだったが，治療終了後には，平均値（$\overline{X}_{post}$）が45 mmに変化した．効果サイズ（d）は？

計算手順と解答

$$d = \frac{|75-45|}{40}$$
$$= 0.75$$

6.2.3　標本数の算出

主観的評価スケールによるデータは，機器により測定される検査値に比べて，ばらつきが大きくなる要因が多いため，標準偏差（SD）は大きくなる傾向があります．また，評価しようとしている処置に対してどのように反応するかを予測するのが難しいことが多く，処置前後のスコアの平均値の差，$|\overline{X}_{pre} - \overline{X}_{post}|$，は小さくなる可能性があります．その結果，コーヘンの効果サイズ，dが小さくなり，統計学的な有意差が出にくくなります．このような場合の対処法は標本数を増やすことです．統計学的な有意差を確実に検出できるようにするためには，予備的な研究により，おおよその効果サイズを見積もり，必要な標本数を求めておく必要があります．

処置前後で，平均値の有意差を検出するために最低限必要な標本数，nは以

下の式で求めることが出来ます． d：効果サイズ，
$z(α/2)$：α過誤率が標準正規分布の両側αとなるz値，
$z(β)$：β過誤率が標準正規分布の片側βとなるz値

$$n = 2 \times \left(\frac{z(α/2) + z(β)}{d} \right)^2$$

通常の統計学的仮説検定においては，α過誤率は5％，β過誤率は20％程度に設定されます．効果サイズがあまりにも小さいと標本数が数千人といった非現実的な値となります．そのような場合は評価方法を変更すべきです．

数値例 6-2

＜数値例 6-1＞において，α過誤率，5％，β過誤率，20％で，治療前後でスコアの平均値の有意差を検出するには，被験者数（n）は，最低，何人必要か？

計算手順と解答

$d = 0.75$
$z(0.05/2) = -1.96$
$z(0.20) = -0.84$
$$n = 2 \times \left(\frac{-1.96 - 0.84}{0.75} \right)^2$$
$= 27.9$

被験者は，最低，28人必要である．

[EXCEL関数　$z(α/2), z(β)$：NORMSINV（確率）]

評価スケールによる変化測定の難しさ

　選択基準と除外基準を厳格に決め，評価スケールの反応性を確認し，十分な被験者を集めても，評価スケールを用いる研究において何らかの処置に対する変化をとらえるのは，測定機器による客観的な検査値を用いる場合に比べてさまざまな困難を伴います．
　先に述べたように，処置による効果を集団として統計学的にとらえやすくす

るには，できるだけ個体差の少ない被験者を集めなければなりませんが，評価スケールのスコアから被験者の均一性を判断するのは容易ではありません．血圧が 180 mmHg 前後の被験者を集めれば同程度の高血圧患者集団が得られますが，VAS による痛みのスコアが 100 mm（これまでに経験したもっとも激しい痛み）に近い被験者を集めたとしても同程度の疼痛患者集団であると保証されるわけではありません．

　例えば，新しい鎮痛薬の有効性を調べる臨床試験で，被験者の何人かが，他の被験者では効果が現われない低用量の鎮痛薬によって痛みが消えたとしても，彼らは，この薬に対して感受性が高い(薬が効きやすい)のか，それとも，痛みを大げさに訴えていただけなのか区別ができません．また，十分効果が期待できる用量を投与しても，一部の被験者が重症過ぎてスコアの変化が小さいため（天井効果），被験者全体として薬の効果がとらえられない可能性もあります．このような，被験者の自覚症状を評価項目として処置の効果を調べる研究では，関連のある客観的な項目も加えて，多面的に評価する必要があります．

　身体的，あるいは，知的な能力を調べる評価スケールでは，スコアの高い（あるいは，低い）被験者は，平均値程度の被験者に比べて，スコアに偶然誤差(その時，運よく出来た，あるいは，出来なかった）が入り込んでいる確率が高いので，次の評価では，処置の効果がなくても，高かった人は低く，低かった人は高くなり，平均値に近づく可能性があります．これは平均への回帰効果（regression to the mean）と呼ばれています．データを得た後も，考察を慎重に行ない，処置による変化を過小評価や過大評価しないようにしなければなりません．

6.3 データの集計と探索

6.3.1 連続変数と離散変数

収集したデータは，まず，EXCELなどの表計算ソフトに入力して，評価項目ごとに整理，集計します．臨床的な研究においては，さまざまな種類のデータを同時に扱わなければならないので，興味のあるデータに注目する前に，まずデータ全体を探索しておくとその後の解析にも役立ちます．また，この過程で入力ミスや，欠測値，研究から除外すべき被験者を発見することができます．

評価スケールの多くは順序のあるカテゴリを用いたスコアリングがなされており，本来は，離散変数（discrete variable）として扱う必要があります．しかし，1点，2点と，離散変数として配点されている100点満点の試験のような，大きな離散変数は問題なく連続変数（continuous variable）として扱うことができます．カテゴリ数が2つ，あるいは，数個の場合は，離散変数として扱います．

問題になるのはカテゴリ数が中程度の場合ですが，いくつ以上なら連続変数に近似できる，という厳密な基準はありません．カテゴリ数が10前後の場合，スコアの分布が正規分布から極端に逸脱していなければ，連続変数のための手法（例：t検定）と，離散変数のための手法（例：マン・ホイットニーの検定）で解析した時の結果（P値）は近い値になり，どちらの扱いをしても問題はありませんが，それ以下のカテゴリ数の場合は，原則的には離散変数として扱うべきでしょう．

6.3.2 正規性の検定法

連続変数として扱うデータの分布が正規分布に従うか否かは，用いる統計学的仮説検定法の選択に関わってきます．医薬研究において頻繁に用いられているt検定や分散分析など，群間の比較のための検定法は，母集団が正規分布に従うと仮定しています．正規分布に従わない場合は，順序変数と同様の扱いを

する必要があります．

　正規性の検定法としては，正規確率紙（normal probability paper）という，正規分布関数をプロットした時，直線になるように縦軸が目盛ってあるグラフを用いる方法や，コルモゴロフ・スミルノフの適合度試験（Kolmogorov-Smirnov test of fit），それを修正したリリフォースの検定（Lilliefors test），シャピロ・ウィルクスの検定（Shapiro-Wilks test）などがあります．EXCELにはこれらの検定法は含まれていませんが，たいていの統計専用ソフトにはいずれかの方法が含まれています．

　ただし，通常の医薬研究における1群あたりのデータ数(10～30)程度では，これらのいずれの方法を用いて正規性の検定を行なっても，正規性が否定されることはめったにありません．これらの検定法は正規分布から明らかに逸脱していることを確認するテストであって，正規分布に従っていることを保証するものではないからです．もっとも簡便，かつ，効果的な方法は，データをヒストグラムにして視覚的に確かめることです．評価スケールのスコアは，時々，天井効果や床効果が現れたり，2峰性を示したりすることがありますが，そのような明らかな分布の歪みや外れ値がない限り，正規分布を前提としている統計解析法を用いることが容認されています．母集団が正規分布に従うことを前提としているt検定や分散分析は，ある程度データ数が多ければ，正規分布からの逸脱には頑健であるとされています．

数値例 6-3

　以下のデータの分布の正規性を検定せよ．

データ：
29, 45, 68, 45, 57, 12, 64, 36, 64, 77, 59, 88, 69, 92, 42, 64, 34, 73, 95, 82

解答例

1) ヒストグラム

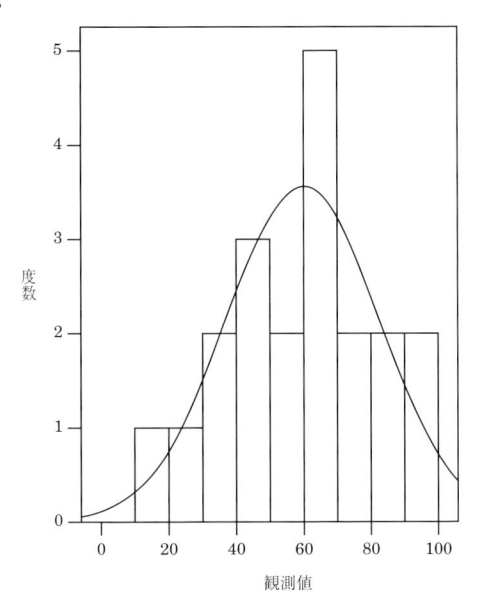

2) 正規 Q–Q プロット（正規確率紙と同じ）

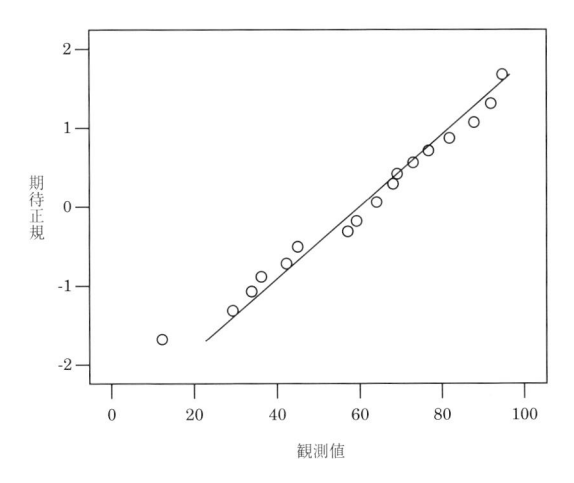

3）リリフォースの検定

　　　P = 0.2000　　　（正規分布からの逸脱はない）

4）シャピロ・ウィルクスの検定

　　　P = 0.833　　　（正規分布からの逸脱はない）

[統計ソフト SPSS による]

6.4 パラメトリック検定法とノンパラメトリック検定法

　母集団が正規分布に従うと仮定できる場合，データが属する母集団の性質を，正規分布の性質を用いて，母平均値と母標準偏差という，2つの母数（parameter）によって表わすことができます．このような母数を用いる検定法をパラメトリック検定法（parametric test）と呼んでいます．

　一方，母集団が正規分布に従うと仮定できない場合には，母数を用いない，ノンパラメトリック検定法（non-parametric test）を使います．どのような検定法をノンパラメトリック検定法と定義するかは明確に決まっているわけではありませんが，医薬分野では，一般に，一連の測定データを大きさにより順位（rank）をつけて計算した，順位統計量（order statistic）を用いる統計法をノンパラメトリック検定法と呼んでいます．ノンパラメトリック検定法は，データが連続変数の場合は，正規分布に従うか否かにかかわらず適用できるだけでなく，順序カテゴリ変数も同様に検定できるという融通がきく検定法です．

6.4.1 順位統計の基本

順位のつけ方

　上述のノンパラメトリック検定法に共通する順位統計とは，データを大きさの順に並べ替え，データそのものではなくて，データの順位を使って行います．データの順位付けの手順は，パーセンタイル（percentile）への変換（☞ p.69）

と同様です．n個のデータ，x_1，x_2，$x_3 \cdots x_n$がある時，まず，データを大きさの順に並べ替え，1からnまで順位をつけます．値が同じ場合には同じ順位になるので，まず同順位でないと仮定して順位をつけ，それらの平均値を用います．

＜数値例 6-4＞

以下のデータを順位に変換せよ．

データ：
11, 39, 96, 31, 31, 23, 40

計算手順と解答

データを並べ替えて仮の順位を付け，同順位の計算をする．3位と4位はスコアが同値なので，平均値，$(3+4)/2 = 3.5$を両者の順位とする．

データ	11	23	31	31	39	40	96
仮の順位	1	2	3	4	5	6	7
順位	1	2	3.5	3.5	5	6	7

検定法

順位統計法は，本来は，起こりうる順位の組み合わせの出現確率から統計学的仮説検定を行ないます．統計学のテキストには，時々，順位和から直接，有意差の有無を求める限界値表（両群のデータ数と，有意水準に対する順位和の最低値と最高値が書かれている）が載っています．コンピュータを用いる場合には，順位和の分布が正規分布やχ^2分布などの確率分布に近似することを利用して，z値やχ^2値に変換します．研究デザインによって，データの合併の仕方が異なりますが，いずれの検定法においても，データにつけた順位を足し合わせた値から，検定統計量（z値やχ^2値）を計算し，P値を求めるという，基本的な部分は同じです．

順位統計の特徴

データを順位に置き換えるということは，間隔変数としての性質を捨て去るということです．＜数値例 6-4＞では，5番目と6番目のスコアの差は，$40-39=1$ですが，6番目と7番目のスコアの差は，$96-40=56$です．スコアの大きさにこれほどの差があっても，どちらも順位は1つしか違いません．すなわち，スコアを順位に変換すると，「スコアの差」という情報はもはや利用できなくなるのです．この性質は，外れ値によって検定結果が影響を受けにくいという利点となりますが，データ数が少ない場合にノンパラメトリック検定法を用いると，母集団には差があっても，データが持つ情報をフルに利用できないということが災いして，差を検出する力は弱まる可能性があります．

主なパラメトリック検定法には，それぞれに相当するノンパラメトリック検定法がありますが，ノンパラメトリック検定法はパラメトリック検定法に比べて知名度が低いこともあって，使用頻度が少なく，初歩的な統計のテキストには載っていないことがあります．また，統計ソフトによって，含まれている手法が限られていたり，同じ手法であっても別の名前で呼ばれていたり，データの入出力形式が，相当するパラメトリック検定法とは異なる場合があります．

本節では，順位統計の基本を理解することを目的として，表計算ソフト EXCEL の統計関数を利用して，主なノンパラメトリック検定法をパラメトリック検定法と対比させて解説します．但し，EXCEL を用いてノンパラメトリック検定を行なうのはかなり煩雑ですから，実用に際しては統計専用ソフトを利用されることをお勧めします（参考文献9）．

6.4.2 対応のない2群の比較

以下のような，対応のない2群間で平均値の比較に用いるパラメトリックな検定法は，「対応のない t 検定」です．これに相当するノンパラメトリックな検定法が「マン・ホイットニーの検定」です．いずれの検定法も，各群の標本数は異なっていてもかまいません．

数値例 6-5

ある評価スケール（1点：悪い→100点：良い）を用いて，1ヵ月間，異なった方法でがん治療を受けている2群（A，B）の被験者，各10人のQOLを評価した．両群に差はあるか？

A群		B群	
被験者 No.	スコア	被験者 No.	スコア
1	29	11	59
2	45	12	88
3	68	13	69
4	45	14	92
5	57	15	42
6	12	16	64
7	64	17	34
8	36	18	73
9	64	19	95
10	77	20	82

A．対応のないt検定（パラメトリック）

対応のないt検定（unpaired t test）をEXCELで行なうには以下のようにします．

データの入力と準備

EXCELのワークシートに，データを以下のように入力し，両群の平均値：$\bar{X}_A$, $\bar{X}_B$, 標準偏差：SD_A, SD_B, 標本数：n_A, n_Bを求める．

A群	B群
29	59
45	88
68	69
45	92
57	42
12	64
64	34
36	73
64	95
77	82
$\bar{X}_A = 49.7$	$\bar{X}_B = 69.8$
$SD_A = 20.07$	$SD_B = 20.61$
$n_A = 10$	$n_B = 10$

[EXCEL関数　$\bar{X}_A$, $\bar{X}_B$：AVERAGE（配列），SD_A, SD_B：STDEV（配列）]

t検定を行なう前に，両群の分散が等しいと仮定することができるか否かを調べるためにF検定（F test）を行ないます．

▣等分散の検定：F検定
検定統計量（F値）の計算

$$F = SD_A^2/SD_B^2 \qquad (SD_A^2 < SD_B^2 の場合は逆数をとる)$$
$$= 20.61^2/20.07^2$$
$$= 424.8/402.7$$
$$= 1.055$$

P値の計算
第1自由度＝n_A-1，第2自由度＝n_B-1のF分布から，F値に対応するP値を求める．有意水準，α（通常　0.05）より小さければ，2つの母分散に差

はない，という帰無仮説を棄却する．

$$P = \text{FDIST}(1.055, 9, 9)$$
$$= 0.469 > 0.05$$

有意水準5％で，2つの母分散に差はない．

[EXCEL関数　FDIST（F，第1自由度，第2自由度）]*

▣対応のないt検定（等分散の場合）

2つの標本平均値の差，$d = (\overline{X}_A - \overline{X}_B)$ の標準誤差，SEM_d を計算する．

$$SEM_d = \sqrt{\left(\frac{(n_A - 1) \times SD_A^2 + (n_B - 1) \times SD_B^2}{n_A + n_B - 2}\right) \times \left(\frac{1}{n_A} + \frac{1}{n_B}\right)}$$
$$= \sqrt{\left(\frac{(10 - 1) + 20.07^2 + (10 - 1) + 20.61^2}{10 + 10 - 2}\right) \times \left(\frac{1}{10} + \frac{1}{10}\right)}$$
$$= 9.097$$

検定統計量（t値）の計算

$$t = \frac{\overline{X}_A - \overline{X}_B}{SEM_d}$$
$$= (49.7 - 69.8)/9.097$$
$$= -2.210$$

P値の計算

自由度＝$n_1 + n_2 - 2$ のt分布から，t値に対応するP値を求める．有意水準（0.05）より小さければ，2つの母平均値に差はない，という帰無仮説を棄却する．

＊　分析ツール：「F検定：2標本を使った分散の検定」を利用してもよい．

$$P = \text{TDIST}(-2.210, 18, 2)$$
$$= 0.040 < 0.05$$

両側検定,有意水準5％で,2つの治療法の間に差がある.

[EXCEL関数　TDIST（t, 自由度, 両側（2）／片側（1）の区別）][*1]

等分散が仮定できない場合は,ウェルチのt検定（Welch's t test）[*2]を用いる必要があります.

B．マン・ホイットニーの検定（ノンパラメトリック）

マン・ホイットニーの検定（Mann-Whitney test）[*3]をEXCELで行なうには以下のようにします.

データの入力と順位付け

1) EXCELのワークシートに,データを以下のように入力し,すべての列をクリックして選択する.

	A	B	C
1	被験者No.	治療群	スコア
2	1	A	29
3	2	A	45
4	3	A	68
5	4	A	45
6	5	A	57
7	6	A	12
8	7	A	64
9	8	A	36
10	9	A	64
11	10	A	77
12	11	B	59
13	12	B	88
14	13	B	69
15	14	B	92
16	15	B	42
17	16	B	64
18	17	B	34
19	18	B	73
20	19	B	95
21	20	B	82

2) メニューバーから，データ→並べ替えを選び，最優先されるキーを「スコア」とする．OKをクリックすると，以下のように並べ替えが行なわれる．

	A	B	C
1	被験者No.	治療群	スコア
2	6	A	12
3	1	A	29
4	17	B	34
5	8	A	36
6	15	B	42
7	2	A	45
8	4	A	45
9	5	A	57
10	11	B	59
11	7	A	64
12	9	A	64
13	16	B	64
14	3	A	68
15	13	B	69
16	18	B	73
17	10	A	77
18	20	B	82
19	12	B	88
20	14	B	92
21	19	B	95

3) 列を追加し，上から順に仮の順位をつける．

	A	B	C	D
1	被験者No.	治療群	スコア	仮の順位
2	6	A	12	1
3	1	A	29	2
4	17	B	34	3
5	8	A	36	4
6	15	B	42	5
7	2	A	45	6
8	4	A	45	7
9	5	A	57	8
10	11	B	59	9
11	7	A	64	10
12	9	A	64	11
13	16	B	64	12
14	3	A	68	13
15	13	B	69	14
16	18	B	73	15
17	10	A	77	16
18	20	B	82	17
19	12	B	88	18
20	14	B	92	19
21	19	B	95	20

＊1　分析ツール：「t検定：分散が等しいと仮定した2標本による検定」を利用してもよい．
＊2　分析ツール：「t検定：分散が等しくないと仮定した2標本による検定」を利用する．
＊3　ウィルコクソンの順位和検定（Wilcoxon's rank sum test）とも呼ばれている．

4) 同順位がある場合はさらに列を追加し，＜数値例6-4＞の方法で順位をつける．

〔同順位の計算〕
・被験者No.2とNo.4の順位
$$(6+7)/2 = 6.5$$
・被験者No.7，No.9およびNo.16の順位
$$(10+11+12)/3 = 11$$

	A	B	C	D	E
1	被験者No.	治療群	スコア	仮の順位	順位
2	6	A	12	1	1
3	1	A	29	2	2
4	17	B	34	3	3
5	8	A	36	4	4
6	15	B	42	5	5
7	2	A	45	6	6.5
8	4	A	45	7	6.5
9	5	A	57	8	8
10	11	B	59	9	9
11	7	A	64	10	11
12	9	A	64	11	11
13	16	B	64	12	11
14	3	A	68	13	13
15	13	B	69	14	14
16	18	B	73	15	15
17	10	A	77	16	16
18	20	B	82	17	17
19	12	B	88	18	18
20	14	B	92	19	19
21	19	B	95	20	20

5) すべての列をクリックして，メニューバーから，データ→並べ替えを選び，最優先されるキーを「被験者No.」とする．OKをクリックすると，以下のように並べ替えが行なわれる．

	A	B	C	D	E
1	被験者No.	治療群	スコア	仮の順位	順位
2	1	A	29	2	2
3	2	A	45	6	6.5
4	3	A	68	13	13
5	4	A	45	7	6.5
6	5	A	57	8	8
7	6	A	12	1	1
8	7	A	64	10	11
9	8	A	36	4	4
10	9	A	64	11	11
11	10	A	77	16	16
12	11	B	59	9	9
13	12	B	88	18	18
14	13	B	69	14	14
15	14	B	92	19	19
16	15	B	42	5	5
17	16	B	64	12	11
18	17	B	34	3	3
19	18	B	73	15	15
20	19	B	95	20	20
21	20	B	82	17	17

順位和の計算

両群の順位をそれぞれ加算して順位和，T_A，T_Bを求める．

$T_A = 2 + 6.5 + 13 + \cdots + 16 = 79$

$T_B = 9 + 18 + 14 + \cdots + 17 = 131$

［EXCEL 関数　T_A，T_B：SUM（配列）］

検定統計量（z 値）の計算

　順位和の小さい方（この例の場合は，T_A）を用いて，以下の近似式（同順位補正した式）により z 値を計算する．

n_A，n_B：各群の標本数，k_A，k_B：各群の同順位のデータ数

$$z = \frac{T_A - \dfrac{n_A(n_A+1)}{2} - \dfrac{n_A n_B}{2}}{\sqrt{\left(\dfrac{n_A \times n_B}{(n_A+n_B)(n_A+n_B-1)}\right)\left(\dfrac{(n_A+n_B)^3 - (n_A+n_B)}{12} - \left(\dfrac{(k_A^3 - k_A) + (k_B^3 - k_B)}{12}\right)\right)}}$$

$$= \frac{79 - \dfrac{10(10+1)}{2} - \dfrac{10 \times 10}{2}}{\sqrt{\left(\dfrac{10 \times 10}{(10+10)(10+10-1)}\right)\left(\dfrac{(10+10)^3 - (10+10)}{12} - \left(\dfrac{(4^3-4) + (1^3-1)}{12}\right)\right)}}$$

$= -1.973$

P 値の計算

　標準正規分布から，z 値に対応する P 値を求める．有意水準（0.05）より小さければ，2 群間に差はない，という帰無仮説を棄却する．

P = NORMSDIST$(-1.973) \times 2$

　　= $0.049 < 0.05$

両側検定，有意水準 5％で，2 つの治療法の間に差がある．

［EXCEL 関数　P 値：NORMDIST（z）］

6.4.3 対応のある2群の比較

以下のような，対応のある2群間の比較に用いるパラメトリックな検定法は「対応のあるt検定」，これに相当するノンパラメトリックな検定法が「ウィルコクソンの符号付順位検定」です．

数値例 6-6

ある評価スケール（1点：悪い→100点：良い）を用いて，がん治療法を行なう前後で，10人の被験者のQOLを評価した．治療前後で差はあるか？

被験者 No.	スコア	
	治療前	治療後
1	29	59
2	45	88
3	68	68
4	45	92
5	57	42
6	12	64
7	64	34
8	36	73
9	64	95
10	77	82

A．対応のあるt検定（パラメトリック）

対応のあるt検定（paired t test）をEXCELで行なうには以下のようにします．

データの入力と準備

EXCELのワークシートに，データを以下のように入力し，被験者iのデータの差，d_i，および，差の平均値，$\bar{d}$，差の標準偏差，SD_d，被験者数，nを求

める.

被験者 No.	スコア		
	治療前	治療後	差（di）
1	29	59	30
2	45	88	43
3	68	68	0
4	45	92	47
5	57	42	−15
6	12	64	52
7	64	34	−30
8	36	73	37
9	64	95	31
10	77	82	5
			$\bar{d} = 20$
			$SD_d = 28.17$
			$n = 10$

[EXCEL 関数　$\bar{d}$：AVERAGE（配列），SD_d：STDEV（配列）]

検定統計量（t 値）の計算

$$t = \frac{\bar{d}}{\frac{SD_d}{\sqrt{n}}}$$

$$= \frac{20}{\frac{28.17}{\sqrt{10}}}$$

$$= 2.245$$

P 値の計算

　自由度＝n−1 の t 分布から，t 値に対応する P 値を求める．有意水準（0.05）より小さければ，差の母平均値はゼロである，という帰無仮説を棄却する．

$$P = TDIST(2.245, 9, 2)$$
$$= 0.051 > 0.05$$

両側検定，有意水準5％で，治療の前後で差はない．

[EXCEL関数　TDIST(t，自由度，両側(2)/片側(1)の区別)]*1

B．ウィルコクソンの符号付順位検定（ノンパラメトリック）

ウィルコクソンの符号付順位検定（Wilcoxon's signed rank test）*2をEXCELで行なうには以下のようにします．

データの入力と順位付け

1）EXCELのワークシートに，データを以下のように入力し，対応するデータの差を計算する．
2）正，負の符号を無視して，差の絶対値に対して順位をつける．差がゼロのペアは検定から除外する．
3）差が正の場合は，順位に＋，負の場合は順位に－をつける．

被験者No.	スコア				順位	
	治療前	治療後	差[1]	差の絶対値	順位[2]	符号付き順位[3]
1	29	59	30	30	3.5	＋3.5
2	45	88	43	43	7	＋7
3	68	68	0	0		
4	45	92	47	47	8	＋8
5	57	42	－15	15	2	－2
6	12	64	52	52	9	＋9
7	64	34	－30	30	3.5	－3.5
8	36	73	37	37	6	＋6
9	64	95	31	31	5	＋5
10	77	82	5	5	1	＋1

＊1　分析ツール：「t-検定：一対の標本による平均の検定」を利用してもよい
＊2　ウィルコクソンの順位和検定（Wilcoxon's rank sum test）とは異なった手法である．

順位和の計算

正の符号の順位和,T^+ および,負の符号の順位和,T^-,差がゼロ以外のペアの数,m を求める.

$T^+ = 3.5 + 7 + 8 + \cdots + 1 = 39.5$

$T^- = 2 + 3.5 = 5.5$

$m = 9$

検定統計量（z 値）の計算

順位和の小さい方（この例の場合はT^-），T を用いて，以下の近似式（同順位補正した式）により z 値を計算する．ki：同順位のペアの数，$K = ki^3 - ki$

$$z = \frac{T - \frac{m(m+1)}{4}}{\sqrt{\frac{m(m+1)(2m+1) - \frac{\sum K}{2}}{24}}}$$

$$= \frac{5.5 - \frac{9(9+1)}{4}}{\sqrt{\frac{9(9+1)(2 \times 9 + 1) - \frac{\sum(1^3 - 1)}{2}}{24}}}$$

$$= -2.014$$

P 値の計算

標準正規分布から，z 値に対応する P 値を求める．有意水準（0.05）より小さければ，対応のあるデータ間に差はない，という帰無仮説を棄却する．

$P = \text{NORMSDIST}(-2.014) \times 2$

$= 0.044 < 0.05$

両側検定，有意水準 5 ％で，治療の前後で差がある．

[EXCEL 関数　P 値：NORMDIST（z）]

6.4.4 対応のない3群以上の比較（群全体に対して）

以下のような，対応のない3群以上の間で，どれかの群が群全体の母平均値と比べて異なっているかどうかを調べるパラメトリックな検定法は，「1元配置分散分析」です．これに相当するノンパラメトリックな検定法が「クラスカル・ウォリスの検定」です．いずれの検定法も，各群の標本数は異なっていてもかまいません．

数値例 6-7

ある評価スケール（1点：悪い→100点：良い）を用いて，1ヵ月間，異なった方法でがん治療を受けている3群（A，B，C）の被験者，各10人の QOL を評価した．3つの治療法の間に差はあるか？

A群		B群		C群	
被験者 No.	スコア	被験者 No.	スコア	被験者 No.	スコア
1	29	11	59	21	67
2	45	12	88	22	59
3	68	13	69	23	65
4	45	14	92	24	76
5	57	15	42	25	55
6	12	16	64	26	23
7	41	17	45	27	25
8	36	18	73	28	63
9	64	19	95	29	47
10	57	20	82	30	70

A．1元配置分散分析（パラメトリック）

1元配置分散分析（one way analysis of variance, one way ANOVA）を EXCEL で行なう前に，すべての群の分散が等しいか否かを検定します．多群間の等分散性の検定法としては，ルービン検定（Levene test）やバートレット検定（Bartlett test) があります．EXCEL では検定できませんが，標本数が比較的多く，各群のデータ数が等しい時には厳密な検定は必要ありません*．

データの入力と準備

EXCEL のワークシートに，データを以下のように入力し，群 i の，標本数，n_i，平均値，$\overline{X}_i$，および，総平均，M を求める．

	A群	B群	C群
	29	59	67
	45	88	59
	68	69	65
	45	92	76
	57	42	55
	12	64	23
	41	45	25
	36	73	63
	64	95	47
	77	82	70
n_i	10	10	10
$\overline{X}_i$	45.4	70.9	55.0
M	57.1		

[EXCEL 関数　$\overline{X}_i$, M：AVERAGE（配列）]

1) 要因（治療法），および，誤差の偏差平方和（Sum of squares, SS）を求める．x_{ij}：i 群の j 番目の被験者のデータ

$$SS(要因) = \sum n_i \times (\overline{X}_i - M)^2$$
$$= 10 \times (45.4-57.1)^2 + 10 \times (70.9-57.1)^2 + 10 \times (55.0-57.1)^2$$
$$= 3317.4$$

---

* ＜数値例6-7＞のデータは，ルービン検定（P = 0.890）[統計ソフト SPSS 使用] などにより等分散性が認められる．

$$SS(誤差) = \sum\sum(x_{ij} - \overline{X}_i)^2$$
$$= (29 - 45.4)^2 + (45 - 45.4)^2 + \cdots + (70 - 55.0)^2$$
$$= 8741.3$$

2) それぞれの自由度（df）を求める．k：水準数（群の数），

$$df(要因) = k - 1$$
$$= 3 - 1$$
$$= 2$$
$$df(誤差) = \sum n_i - k$$
$$= 10 + 10 + 10 - 3$$
$$= 27$$

3) それぞれの平均平方和（Mean square:MS）を求める．

$$MS(要因) = SS(要因)/df(要因)$$
$$= 3317.4/2$$
$$= 1658.7$$
$$MS(誤差) = SS(誤差)/df(誤差)$$
$$= 8741.3/27$$
$$= 323.8$$

検定統計量（F 値）の計算

$$F = MS(要因)/MS(誤差)$$
$$= 1658.7/323.8$$
$$= 5.123$$

P 値の計算

　　第 1 自由度＝df(要因)，第 2 自由度＝df(誤差)の F 分布から，F 値に対応す

るP値を求める．有意水準（0.05）より小さければ，すべて群の母平均値に差はない，という帰無仮説を棄却する．

P = FDIST(5.123, 2, 27)
　= 0.013 < 0.05

有意水準5％で，治療法の間に差がある．

[EXCEL関数　FDIST(F, 第1自由度, 第2自由度)]

分散分析表[*]

	偏差平方和 (SS)	自由度 (df)	平均平方和 (MS)	分散比 (F)	P値
要因(治療法)	3317.4	2	1658.7	5.123	0.013
誤差	8741.3	27	323.8		
合計	12058.7	29			

B．クラスカル・ウォリスの検定（ノンパラメトリック）

クラスカル・ウォリスの検定（Kruskal-Wallis test）をEXCELで行なうには以下のようにします．

データの順位付けと順位和の計算

EXCELのワークシートに，すべての群のデータを1列に並べ，マン・ホイットニーの検定で行なった方法で順位付けをする．同順位の場合の計算方法も同じ．次に，以下のようにデータを群ごとに並べ替えて，各群の順位和，T_iを求める．

---

[*]　分析ツール：「分散分析：一元配置」を利用してもよい．

	A		B		C	
	スコア	順位	スコア	順位	スコア	順位
	29	4	59	15.5	67	21
	45	9	88	28	59	15.5
	68	22	69	23	65	20
	45	9	92	29	76	26
	57	13.5	42	7	55	12
	12	1	64	18.5	23	2
	41	6	45	9	25	3
	36	5	73	25	63	17
	64	18.5	95	30	47	11
	57	13.5	82	27	70	24
T_A	101.5		T_B	212.0	T_C	151.5

[EXCEL 関数　T_A, T_B, T_C：SUM(配列)]

検定統計量（H値）の計算

各群のデータ数：n_i，全データ数：N

$$H = \frac{12N}{N(N+1)} \sum \frac{T_i^2}{n_i}$$
$$= \frac{12}{30(30+1)} \times \left(\frac{101.5^2}{10} + \frac{201.0^2}{10} + \frac{151.5^2}{10} \right)$$
$$= 7.901$$

P値の計算

自由度＝水準数(群の数)－1のχ^2分布から，H値に対応するP値を求める．有意水準（0.05）より小さければ，すべて群の間に差はない，という帰無仮説を棄却する．

$$P = \text{CHIDIST}(7.901, 2)$$
$$= 0.019 < 0.05$$

有意水準5％で，治療群による差がある．

[EXCEL 関数　CHIDIST（H，自由度）]

6.4.5　対応のある3群以上の比較（群全体に対して）

以下のような，対応のある3群以上の間で，どれかの群が群全体の母平均値と比べて異なっているかどうかを調べるパラメトリックな検定法は，「1元配置反復測定分散分析」です．これに相当するノンパラメトリックな検定法が「フリードマンの検定」です．

数値例 6-8

ある評価スケール（1点：悪い→100点：良い）を用いて，がん治療法を行なう前，1ヵ月後，および，2ヵ月後に，10人の被験者のQOLを評価した．評価の時期によって差はあるか？

被験者 No.	スコア		
	治療前	1ヵ月後	2ヵ月後
1	29	59	84
2	45	88	70
3	68	68	72
4	45	92	88
5	57	42	63
6	12	64	91
7	64	34	31
8	36	73	75
9	64	95	82
10	77	82	79

A．反復測定分散分析（パラメトリック）

1元配置反復測定分散分析（one way repeated-measures ANOVA）をEXCELで行なうには，以下のようにします．

データの入力と準備

EXCEL のワークシートに，データを以下のように入力し，時期 i の平均値，$\bar{X}_i$，被験者 j の平均値，$\bar{X}_j$，および，総平均，M を求める．

被験者 No.	スコア			
	治療前	1ヵ月後	2ヵ月後	$\bar{X}_j$
1	29	59	84	57.3
2	45	88	70	67.7
3	68	68	72	69.3
4	45	92	88	75.0
5	57	42	63	54.0
6	12	64	91	55.7
7	64	34	31	43.0
8	36	73	75	61.3
9	64	95	82	80.3
10	77	82	79	79.3
$\bar{X}_i$	49.7	69.7	73.5	
M		64.3		

[EXCEL 関数　$\bar{X}_i$, $\bar{X}_j$, M：AVERAGE（配列）]

1) 要因(時期)，被験者，および，誤差の偏差平方和（Sum of squares, SS）を求める．x_{ij}：i 番目の水準(時期)の j 番目の被験者のデータ，n：被験者数，k：水準数(時期の数)

$$\text{SS(要因)} = n \times \sum (\bar{X}_i - M)^2$$
$$= 10 \times [(49.7-64.3)^2 + (69.7-64.3)^2 + (73.5-64.3)^2]$$
$$= 3269.6$$
$$\text{SS(被験者)} = k \times \sum (\bar{X}_j - M)^2$$
$$= 3 \times [(57.3-64.3)^2 + (67.7-64.3)^2 + \cdots + (79.3-64.3)^2]$$
$$= 3977.6$$
$$\text{SS(誤差)} = \sum\sum (x_{ij} - \bar{X}_i)^2 - \text{SS(被験者)}$$

$$= \left[(29-49.7)^2 + (45-49.7)^2 + (68-49.7)^2 + \cdots + (79-73.5)^2\right] - 3977.6$$
$$= 6135.1$$

2) それぞれの自由度（df）を求める．

$$df(要因) = k - 1$$
$$= 3 - 1$$
$$= 2$$
$$df(被験者) = n - 1$$
$$= 10 - 1$$
$$= 9$$
$$df(誤差) = (k-1) \times (n-1)$$
$$= (3-1) \times (10-1)$$
$$= 18$$

3) それぞれの平均平方和（Mean square, MS）を求める．

$$MS(要因) = SS(要因)/df(要因)$$
$$= 3269.6/2$$
$$= 1634.8$$
$$MS(被験者) = SS(被験者)/df(被験者)$$
$$= 3977.6/9$$
$$= 442.0$$
$$MS(誤差) = SS(誤差)/df(誤差)$$
$$= 6135.1/18$$
$$= 340.8$$

検定統計量（F値）の計算

$$F = MS(要因)/MS(誤差)$$

$= 1634.8/340.8$

$= 4.796$

P 値の計算

第1自由度＝df(要因)，第2自由度＝df(誤差)のF分布から，F値に対応するP値を求める．有意水準（0.05）より小さければ，すべて群の母平均値に差はない，という帰無仮説を棄却する．

$P = FDIST(4.796, 2, 18)$

$= 0.021 < 0.05$

有意水準5％で，時期による差がある．

[EXCEL 関数　FDIST(F, 第1自由度, 第2自由度)]

分散分析表*

	偏差平方和 (SS)	自由度 (df)	平均平方和 (MS)	分散比 (F)	P値
被験者	3977.6	9	442.0		
要因(時期)	3269.6	2	1634.8	4.796	0.021
誤差	6135.1	18	340.8		
合計	13382.3	29			

B．フリードマンの検定（ノンパラメトリック）

フリードマンの検定（Friedman test）を，EXCELで行なうには以下のようにします．

＊　分析ツールには反復測定分散分析法は含まれていないが，「分散分析：繰り返しのない二元配置」で代用することができるので，これを利用してもよい

データの順位付けと順位和の計算

EXCELのワークシートに以下のようにデータを入力し，被験者ごとに，他の被験者とは無関係に，時期によるデータの大きさで順位をつけ，時期iの順位和，T_i，および順位和の2乗，T_i^2，を求める．

［同順位の計算］

被験者 No.3 の，治療前と1ヵ月後のスコアが等しい（68）ので，1位と2位の平均値とする．

$(1+2)/2 = 1.5$

被験者 No.	治療前		1ヵ月後		2ヵ月後	
	スコア	順位	スコア	順位	スコア	順位
1	29	1	59	2	84	3
2	45	1	88	3	70	2
3	68	1.5	68	1.5	72	3
4	45	1	92	3	88	2
5	57	2	42	1	63	3
6	12	1	64	2	91	3
7	64	3	34	2	31	1
8	36	1	73	2	75	3
9	64	1	95	3	82	2
10	77	1	82	3	79	2
順位和	T_1	13.5	T_2	22.5	T_3	24

［EXCEL関数　T_1, T_2, T_3：SUM（配列）］

検定統計量（D値）の計算

k：時期の数，n：被験者数

$$D = \frac{12}{k(k+1)n} \sum T_i^2 - 3n(k+1)$$
$$= \frac{12}{3(3+1) \times 10} \times (13.5^2 + 22.5^2 + 24.0^2) - 3 \times 10 \times (3+1)$$
$$\fallingdotseq 6.45$$

P 値の計算

自由度= k − 1 の χ^2 分布から，D 値に対応する P 値を求める．有意水準(0.05)より小さければ，すべて群(時期)の間に差はない，という帰無仮説を棄却する．

P = CHIDIST(6.45, 2)
　= 0.040 < 0.05

有意水準 5 ％で，時期による差がある．

［EXCEL 関数　CHIDIST（D，自由度）］

6.5　多重比較法

　分散分析やクラスカル・ウォリスの検定は群全体に対する検定なので，検定結果が有意だった場合には，「いずれかの群が他の群と異なっている」という結論しか得られません．医薬研究では，「どの群とどの群の間に差があるか」ということを問題にすることが多いので，特定の群と群の組み合わせを作って 2 群間の検定を行う必要がありますが，いろいろな組み合わせで検定を何回も繰り返しているうちに，真の差がないにもかかわらず偶然有意差が出てしまうという，多重性（multiplicity）の問題が生じます．

　この問題を回避するためには，全体としての有意水準を，あらかじめ設定された値に保って検定を行わなければなりません．このような場合に用いられるのが多重比較（multiple comparisons）です．母集団が正規分布しているという仮定に基づくパラメトリックな多重比較法と，そのような仮定を用いない，ノンパラメトリックな多重比較法がありますが，いずれも，対応のない 3 群以上の間での 2 群間比較に用いられる方法です．対応がある場合は，パラメトリックな方法としては対比（contrast）の考え方に基づく方法があります（参考文献 9）．ノンパラメトリックな多重比較法として一般に用いられているものはありませんが，そのようなデータの扱いに関しては，参考文献 8 などを参考に

してください.

　本節では，対応のない3群以上の間でのノンパラメトリックな多重比較法の概略を理解することを目的として，前節と同様，同じデータを用いて，パラメトリックな方法とノンパラメトリックな方法で群間比較を行います．ノンパラメトリックな多重比較法における順位付けや順位和を用いた検定統計量の計算は，前節で述べた基本的な方法と同様，EXCELでも行なうことができますが，検定には特殊な確率分布を用いるため，EXCELの関数を用いて計算することはできません．巻末の付表1または2を使用してください．ノンパラメトリックな多重比較法は，現在のところ一部のアドインソフト*を除いて，一般的な市販の統計ソフトには含まれていません．また，本書で取り上げた多重比較法以外の手法に関しては参考文献2などを参照してください．

6.5.1　すべての2群間の比較

　対応のない3群以上の間で，総当りで2群間の比較を行ないます．パラメトリックな多重比較法としては，「テューキーの検定」が代表的な検定法です．これに相当するノンパラメトリックな多重比較法が「スティール・ドゥワスの検定」です．いずれの検定法も，各群の標本数は異なっていてもかまいません．

数値例 6-7　再掲

　ある評価スケール（1点：悪い→100点：良い）を用いて，1ヵ月間，異なった方法でがん治療を受けている3群（A，B，C）の被験者，各10人のQOLを評価した．どの群とどの群の間に差があるか？

A群		B群		C群	
被験者No.	スコア	被験者No.	スコア	被験者No.	スコア
1	29	11	59	21	67
2	45	12	88	22	59

＊　Excel統計〔(株)エスミ〕，エクセル統計2006〔(株)社会情報サービス〕など．

3	68	13	69	23	65
4	45	14	92	24	76
5	57	15	42	25	55
6	12	16	64	26	23
7	41	17	45	27	25
8	36	18	73	28	63
9	64	19	95	29	47
10	57	20	82	30	70

A．テューキーの検定（パラメトリック）

テューキーの検定(Tukey test)を EXCEL で行なうには以下のようにします．検定には「ステュデント化された範囲の分布」(付表1) と呼ばれる確率分布を用います．

データの入力と準備

1) 群ごとの平均値，$\bar{X}_i$，および，分散，V_i，標本数，n_i を求める．

	A群	B群	C群
	29	59	67
	45	88	59
	68	69	65
	45	92	76
	57	42	55
	12	64	23
	41	45	25
	36	73	63
	64	95	47
	77	82	70
$\bar{X}_i$	45.4	70.9	55.0
V_i	290.93	349.43	330.89
n_i	10	10	10

[EXCEL 関数　$\bar{X}_i$：AVERAGE（配列），V_i：VAR（配列）]

2）一元配置分散分析を行い，分散分析表（再掲）から，誤差自由度，df_e，および，誤差分散，V_e を求める．

	偏差平方和 (SS)	自由度 (df)	平均平方和 (MS)	分散比 (F)	P 値
要因(治療法)	3317.4	2	1658.7	5.123	0.013
誤差	8741.3	27	323.8		
合計	12058.7	29			

$df_e = df(誤差) = 27$

$V_e = MS(誤差) = 323.8$

検定統計量（t 値）の計算

すべての 2 群間の組み合わせに対して，検定統計量，t_{ij} を計算する．

$$t_{ij} = \frac{\overline{X}_i - \overline{X}_j}{\sqrt{V_e\left(\frac{1}{n_i} + \frac{1}{n_j}\right)}}$$

A 群 vs B 群

$$t_{AB} = \frac{45.4 - 70.9}{\sqrt{323.8\left(\frac{1}{10} + \frac{1}{10}\right)}}$$

$= -3.169$

B 群 vs C 群

$$t_{BC} = \frac{70.9 - 55.0}{\sqrt{323.8\left(\frac{1}{10} + \frac{1}{10}\right)}}$$

$= 1.976$

A 群 vs C 群

$$t_{AC} = \frac{45.4 - 55.0}{\sqrt{323.8\left(\frac{1}{10} + \frac{1}{10}\right)}}$$

$$= -1.193$$

棄却限界値との比較

付表 1 より,棄却限界値,$q(k, df_e)$ を得る.$|t_{ji}| \times \sqrt{2}$ がこの値以上であれば,i 群と j 群の間には,有意水準 5 %で差がある.水準数(群の数):k

$q(3, 27) = 3.506$

	$\|t_{ji}\| \times \sqrt{2}$	有意水準 5 %で差のある組み合わせ
A 群 vs B 群	4.482	†
B 群 vs C 群	2.794	
A 群 vs C 群	1.687	

B．スティール・ドゥワスの検定(ノンパラメトリック)

スティール・ドゥワスの検定(Steel-Dwass test)を,EXCEL で行なうには以下のようにします.検定には,テューキーの検定と同じ,「ステュデント化された範囲の分布」(付表 1)を用います.

データの順位付けと順位和の計算

1)比較を行なう 2 群を合併して,マン・ホイットニーの検定と同様の方法で順位,r_{ij} をつけ,順位の 2 乗,r_{ij}^2,順位和,R_{ij},順位の 2 乗の和,R_{ij}^2 を計算する.

例えば,A 群と B 群を比較する場合には,以下のようになる.

A 群 vs B 群

A群			B群		
スコア	順位(r_A)	順位の2乗(r_A^2)	スコア	順位(r_B)	順位の2乗(r_B^2)
29	2	4	59	11	121
45	7	49	88	18	324
68	14	196	69	15	225
45	7	49	92	19	361
57	9.5	90.25	42	5	25
12	1	1	64	12.5	156.25
41	4	16	45	7	49
36	3	9	73	16	256
64	12.5	156.25	95	20	400
57	9.5	90.25	82	17	289
	$R_{AB} = 69.5$	$R_{AB}^2 = 660.75$		$R_{BA} = 140.5$	$R_{BA}^2 = 1917.25$

すべての2群間の組み合わせに対して，同様の計算を行なう．

B 群 vs C 群

	$R_{BC} = 126.5$	$R_{BC}^2 = 1949.25$		$R_{CB} = 83.5$	$R_{CB}^2 = 724.25$

A 群 vs C 群

	$R_{BC} = 87$	$R_{BC}^2 = 1004.00$		$R_{CB} = 123$	$R_{CB}^2 = 1504.00$

[EXCEL 関数 　R_{ij}，R_{ij}^2：SUM（配列）]

2）順位和の期待値，$E(R_{ij})$，および，分散 $V(R_{ij})$ を計算する．各群のデータ数：n_i, n_j

$$E(R_{ij}) = \frac{n_i(n_i + n_j + 1)}{2}$$

$$V(R_{ij}) = \frac{n_i n_j}{n_i + n_j - 1}\left[R_{ij}^2 + R_{ji}^2 - \frac{(n_i + n_j)(n_i + n_j + 1)^2}{4}\right]$$

A 群 vs B 群

$$E(R_{AB}) = \frac{10(10+10+1)}{2}$$

$$= 105$$

$$V(R_{AB}) = \frac{10 \times 10}{10+10-1}\left[660.75 + 1917.25 - \frac{(10+10)(10+10+1)^2}{4}\right]$$

$$= 98.16$$

B 群 vs C 群

$$E(R_{AB}) = \frac{10(10+10+1)}{2}$$

$$= 105$$

$$V(R_{AB}) = \frac{10 \times 10}{10+10-1}\left[1949.25 + 724.25 - \frac{(10+10)(10+10+1)^2}{4}\right]$$

$$= 123.29$$

C 群 vs A 群

$$E(R_{AB}) = \frac{10(10+10+1)}{2}$$

$$= 105$$

$$V(R_{AB}) = \frac{10 \times 10}{10+10-1}\left[1004.00 + 1504.00 - \frac{(10+10)(10+10+1)^2}{4}\right]$$

$$= 79.74$$

検定統計量（t 値）の計算

すべての 2 群間の組み合わせに対して，検定統計量，t_{ij} を計算する．

$$t_{ij} = \frac{R_{ij} - E(R_{ij})}{\sqrt{V(R_{ij})}}$$

A 群 vs B 群

$$t_{AB} = \frac{69.5 - 105}{\sqrt{98.16}}$$

$$= -3.583$$

(R_{ij}はR_{AB}, R_{BA}のどちらでもよい. $R_{BA} = 140.5$とした場合は, $t_{BA} = 3.583$)

B 群 vs C 群
$$t_{BC} = \frac{126.5 - 105}{\sqrt{123.29}}$$
$$= 1.936$$

A 群 vs C 群
$$t_{AC} = \frac{87 - 105}{\sqrt{79.74}}$$
$$= -2.016$$

棄却限界値との比較

付表1より, 棄却限界値, $q(k, \infty)$を得る. $|t_{ij}| \times \sqrt{2}$がこの値以上であれば, i 群と j 群の間には, 有意水準 5％で差がある. 水準数 (群の数): k

$q(3, \infty) = 3.314$

	$|t_{ij}| \times \sqrt{2}$	有意水準 5％で差のある組み合わせ
A 群 vs B 群	5.067	†
B 群 vs C 群	2.738	
A 群 vs C 群	2.851	

6.5.2　対照群との比較

対応のない3群以上の間で, 対照群と, 残りの各群の間で比較を行ないます. パラメトリックな多重比較法としては,「ダネットの検定」があります. これに相当するノンパラメトリックな多重比較法が「スティールの検定」です. いずれの検定法も, 各群の標本数は異なっていてもかまいません.

A．ダネットの検定（パラメトリック）

ダネットの検定（Dunnett test）を，EXCELで行なうには以下のようにします．検定には「ダネットの検定のための限界値表」（付表2）を用います．＜数値例6-7＞において，A群を対照群とした場合，A群vsB群，および，A群vsC群の比較を行います．

データの入力と準備

テューキーの検定と同じ（☞p.148）．
1）群ごとの平均値，$\bar{X}_i$，および，分散，V_i，標本数，n_iを求める
2）分散分析表（☞p.149）から，誤差自由度，df_e，および，誤差分散，V_eを求める．

検定統計量（t値）の計算

対照群（A群）と，残りの各群に対して，検定統計量，t_{Aj}を計算する．

$$t_{Aj} = \frac{\bar{X}_A - \bar{X}_j}{\sqrt{V_e\left(\frac{1}{n_A} + \frac{1}{n_j}\right)}}$$

A群 vs B群

$$t_{AB} = \frac{45.4 - 70.9}{\sqrt{323.8\left(\frac{1}{10} + \frac{1}{10}\right)}}$$

$$= -3.169$$

A群 vs C群

$$t_{AC} = \frac{45.4 - 55.0}{\sqrt{323.8\left(\frac{1}{10} + \frac{1}{10}\right)}}$$

$$= -1.193$$

棄却限界値との比較

付表2より，棄却限界値，q(k, df$_e$)を得る．|t$_{ij}$|×$\sqrt{2}$がこの値以上であれば，A群（対照群）とj群の間には，有意水準5％で差がある．水準数（群の数）:k

q(3, 27) = 2.335*

	|t$_{ij}$|×$\sqrt{2}$	有意水準5％で差のある組み合わせ
A群 VS B群	4.482	†
A群 VS C群	1.687	

B．スティールの検定（ノンパラメトリック）

スティールの検定（Steel test）を，EXCELで行なうには以下のようにします．検定には「ダネットの検定のための限界値表」（付表2）を用います．＜数値例 6-7＞において，A群を対照群とした場合，A群 vs B群，および，A群 vs C群の比較を行います．

データの順位付けと順位和の計算

スティール・ドゥワスの検定と同じ（☞p.150）．

1) 対照群（A群）と残りの各群に対して，比較を行なう2群を合併して，マン・ホイットニーの検定と同様の方法で順位をつける．
2) 対照群（A群）と残りの各群に対して，順位和，R$_{ij}$，順位和の期待値，E(R$_{ij}$)，および，分散 V(R$_{ij}$) を計算する．

検定統計量（t値）の計算

対照群（A群）と残りの各群に対して，検定統計量，t$_{Aj}$を計算する．スティール・ドゥワスの検定と同じ．

＊ 表にない場合は補間法により計算する．この例では，q(3, 24) = 2.35，q(3, 30) = 2.32の平均値，2.335とする．

A 群 vs B 群

$$t_{AB} = \frac{69.5 - 105}{\sqrt{98.16}}$$

$$= -3.583$$

A 群 vs C 群

$$t_{AC} = \frac{87 - 105}{\sqrt{79.74}}$$

$$= -2.016$$

棄却限界値との比較

付表2より，棄却限界値，$q(k, \infty)$を得る．$|t_{ij}| \times \sqrt{2}$がこの値以上であれば，A群（対照群）とj群の間には，有意水準5％で差がある．水準数（群の数）：k

$q(3, \infty) = 2.21$

	$|t_{ij}| \times \sqrt{2}$	有意水準5％で差のある組み合わせ
A 群 vs B 群	5.067	†
A 群 vs C 群	2.851	†

この章のまとめ

　医薬研究において評価スケールを用いる場合，複数の被験者を集団として評価しなければならないので，変化を鋭敏にとらえることができる（反応性がよい）評価スケールを用いる必要がある．また，群間での比較をおこなう場合，統計学的仮説検定法の選択にあたってデータの性質が問題になる．評価スケールの多くは順序変数によるスコアリングがなされているが，カテゴリ数が多い場合は，通常，連続変数として扱うことができ，正規分布が仮定できればパラメトリックな検定法を用いる．正規分布に従わない場合や，小さな順序変数は順位統計量を用いたノンパラメトリック検定法を使う．主なパラメトリック検定法には，それぞれに相当するノンパラメトリック検定法がある．

■ 本書で用いた EXCEL の関数

　本書の数値例は，特記したもの以外はすべて EXCEL の関数を用いて計算することができます．

AVERAGE（配列）
　（相加）平均値を計算する．
　　配列：データを含むセルの範囲
　　例）AVERAGE(A1:A10)

CHIDIST（χ^2，自由度）
　χ^2 分布において，χ^2 以上の確率を計算する．
　　χ^2：χ^2 分布を計算する数値（χ^2 値）を指定．
　　自由度：クロステーブルの列数－1と行数－1を掛けた値を指定する．
　　例）CHIDIST(4.092, 1) = 0.043085

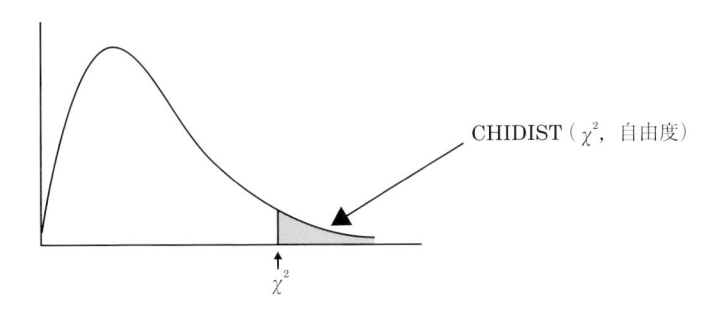

CHIDIST（χ^2，自由度）

FDIST（F，第1自由度，第2自由度）
　F 分布において，F 以上の確率を計算する．
　　F：F 分布を計算する数値（F 値）を指定．
　　第1自由度：分子の群の自由度を整数で指定する．
　　第2自由度：分母の群の自由度を整数で指定する．
　　例）FDIST(1.563, 9, 8) = 0.270337

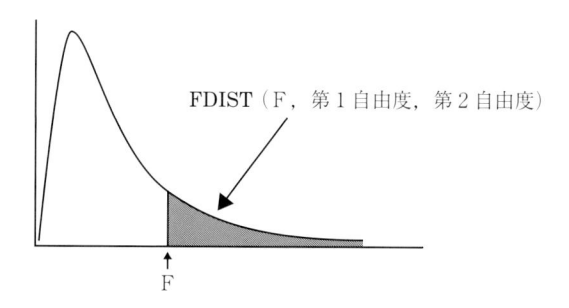

FDIST（F, 第1自由度, 第2自由度）

F

NORMSDIST（z）

標準正規分布において，z 以下の確率を計算する．

z：関数に代入する値を指定．

例）NORMSDIST(1.96) = 0.975

NORMSDIST(−1.96) = 0.025

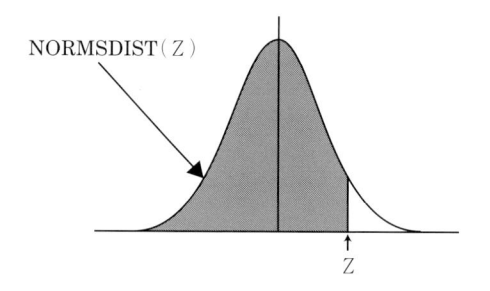

NORMSDIST(Z)

Z

NORMSINV（確率）

NORMSDIST（z）の逆関数．標準正規分布において，ある確率を与える値を計算する．

確率：正規分布における確率を指定．

例）NORMSINV(0.025) = −1.96

NORMSINV(0.975) = 1.96

確率

NORMSINV（確率）

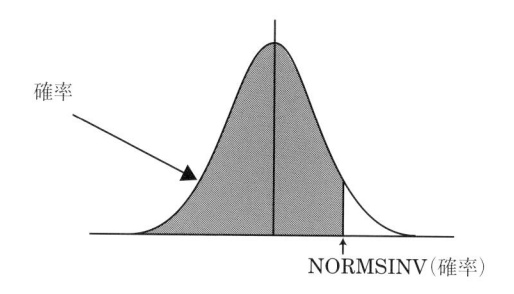

PEARSON（配列1，配列2）

　ピアソンの相関係数を計算する．

　　配列1：変数1のデータを含むセルの範囲

　　配列2：変数2のデータを含むセルの範囲

　　例）PEARSON(A1 : A10, B1 : B10)

PERCENTILE（配列，率）

　パーセント分位点を計算する．

　　配列：データを含むセルの範囲

　　率：分位点の値を0～1で指定

　　例）PERCENTILE(A1 : A10, 0.3)

PERCENTRANK（配列，x，有効桁数）

　百分率を使ったxの順位を計算する．

　　配列：データを含むセルの範囲．

　　x：1組のデータの中で相対的な順位を調べる数値を指定．

　　有効桁数：（空白でもよい）

　　例）PERCENTRANK(A1 : A10, 25)

STDEV（配列）

　標準偏差を計算する．

　　配列：データを含むセルの範囲

　　例）STDEV(A1 : A10)

SUM(数値1,数値2,…)

セル範囲に含まれる数値の合計を計算する．

数値1：データを含むセルの範囲．引数は30個まで．

数値2以降：（空白でもよい）

TDIST(t,自由度,尾部)

t分布において，t以上（上側確率の場合），または，$-t$以下および t以上（両側確率の場合）の確率を計算する．

x：t分布を計算する数値（t値の絶対値）を指定．

自由度：分布の自由度を整数で指定します．

尾部：1を指定すると片側（上側）分布の値が計算され，2を指定すると両側分布の値が計算される．

例) TDIST(2.26, 9, 1) = 0.025088

　　 TDIST(2.26, 9, 2) = 0.050177

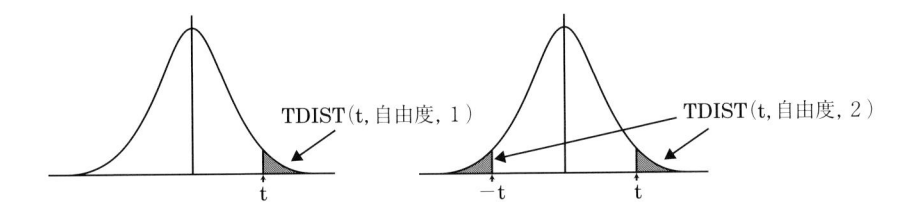

VAR(配列)

分散を計算する．

配列：データを含むセルの範囲

例) VAR(A1 : A10)

■ 付表1．ステュデント化された範囲の分布（$\alpha=0.05$）

df：自由度　k：群の数

k df	2	3	4	5	6	7	8	9	10
5	3.64	4.60	5.22	5.67	6.03	6.33	6.58	6.80	6.99
6	3.46	4.34	4.90	5.31	5.63	5.89	6.12	6.32	6.49
7	3.34	4.16	4.68	5.06	5.36	5.61	5.82	3.00	6.16
8	3.26	4.04	4.53	4.89	5.17	5.40	5.60	5.77	5.92
9	3.20	3.95	4.42	4.76	5.02	5.24	5.43	5.60	5.74
10	3.15	3.88	4.33	4.65	4.91	5.12	5.30	5.46	5.60
11	3.11	3.82	4.26	4.57	4.82	5.03	5.20	5.35	5.49
12	3.08	3.77	4.20	4.51	4.75	4.95	5.12	5.27	5.40
13	3.06	3.73	4.15	4.45	4.69	4.88	5.05	5.19	5.32
14	3.03	3.70	4.11	4.41	4.64	4.83	4.99	5.13	5.25
16	3.00	3.65	4.05	4.33	4.56	4.74	4.90	5.03	5.15
18	2.97	3.61	4.00	4.28	4.49	4.67	4.82	4.96	5.07
20	2.95	3.58	3.96	4.23	4.45	4.62	4.77	4.90	5.01
24	2.92	3.53	3.90	4.17	4.37	4.54	4.68	4.81	4.92
30	2.89	3.49	3.84	4.10	4.30	4.46	4.60	4.72	4.83
40	2.86	3.44	3.79	4.04	4.23	4.39	4.52	4.63	4.74
60	2.83	3.40	3.74	3.98	4.16	4.31	4.44	4.55	4.65
120	2.80	3.36	3.69	3.92	4.10	4.24	4.36	4.48	4.56
∞	2.77	3.31	3.63	3.86	4.03	4.17	4.29	4.39	4.47

■ 付表2.ダネットの検定のための限界値表（$\alpha=0.05$）

df：自由度　k：群の数

k df	2	3	4	5	6	7	8	9	10
5	2.57	3.03	3.29	3.48	3.62	3.73	3.82	3.90	3.97
6	2.45	2.86	3.10	3.26	3.39	3.49	3.57	3.64	3.71
7	2.36	2.75	2.97	3.12	3.24	3.33	3.41	3.47	3.53
8	2.31	2.67	2.88	3.02	3.13	3.22	3.29	3.35	3.41
9	2.26	2.61	2.81	2.95	3.05	3.14	3.20	3.26	3.32
10	2.23	2.57	2.76	2.89	2.99	3.07	3.14	3.19	3.24
11	2.20	2.53	2.72	2.84	2.94	3.02	3.08	3.14	3.19
12	2.18	2.50	2.68	2.81	2.90	2.98	3.04	3.09	3.14
13	2.16	2.48	2.65	2.78	2.87	2.94	3.00	3.06	3.10
14	2.14	2.46	2.63	2.75	2.84	2.91	2.97	3.02	3.07
16	2.12	2.42	2.59	2.71	2.80	2.87	2.92	2.97	3.02
18	2.10	2.40	2.56	2.68	2.76	2.83	2.89	2.94	2.98
20	2.09	2.38	2.54	2.65	2.73	2.80	2.86	2.90	2.95
24	2.06	2.35	2.51	2.61	2.70	2.76	2.81	2.86	2.90
30	2.04	2.32	2.47	2.58	2.66	2.72	2.77	2.82	2.86
40	2.02	2.29	2.44	2.54	2.62	2.68	2.73	2.77	2.81
60	2.00	2.27	2.41	2.51	2.58	2.64	2.69	2.73	2.77
120	1.98	2.24	2.38	2.47	2.55	2.60	2.65	2.69	2.73
∞	1.96	2.21	2.35	2.44	2.51	2.57	2.61	2.65	2.69

参考文献

1．古川俊之監修，丹後俊郎著：新版医学への統計学，朝倉書店，東京1993
2．永田靖，吉田道弘：統計的多重比較法の基礎，サイエンティスト社，東京，1997
3．日本フードスペシャリスト協会編：食品の官能評価・鑑別演習，建帛社，東京，1999
4．福井次矢，奈良信雄編：内科診断学，医学書院，東京，2000
5．奥田千恵子：医薬研究者の視点からみた道具としての統計学，金芳堂，京都，2001
6．池上直己，福原俊一，下妻晃二郎，池田俊也編：臨床のためのQOL評価ハンドブック，医学書院，東京，2001
7．Wall P著，横田敏勝訳：疼痛学序説―痛みの意味を考える，南江堂，東京，2001
8．斧田大公望：計数値の経時的分散分析，メディカルリサーチセンター，東京，2001
9．奥田千恵子：医薬研究者のための統計ソフトの選び方，金芳堂，京都，2002
10. Streiner DL, Norman GR: Health measurement scales. Oxford University press, Oxford, 2003
11．内山靖，小林武，潮見泰蔵編：臨床評価指標入門―適用と解釈のポイント，協同医書出版，東京，2003
12．Crosby AW著，小沢千恵子訳：数量化革命―ヨーロッパ覇権をもたらした世界観の誕生，紀伊國屋書店，東京，2003
13．奥田千恵子：医薬研究者のための研究デザイン入門，金芳堂，京都，2004
14．岩谷力，飛松好子編：障害と活動の測定・評価ハンドブック―機能からQOLまで，南江堂，東京，2005
15．西川泰夫，大澤光，沼野元義：計量心理学，放送大学教育振興会，東京，2006
16．Alder K著，吉田三知世訳：万物の尺度を求めて―メートル法を定めた子午線計測，早川書房，東京，2006

日本語索引

あ
ROC 曲線 …………………72

い
閾値 …………………17, 34
痛み症候群 …………………23
痛みのゲート・コントロール説……22
1元配置反復測定分散分析 ………141
1元配置分散分析 …………………136
1方向スケール…………………55
因子分析 …………………110

う
ウィルコクソンの符号付順位検定
　　……………………………134
ウェーバー …………………16
ウェルチの t 検定 …………128
ウォール …………………22
運動耐容能 …………………32

え
F 検定 …………………126
L 尺度…………………47

お
オージオグラム…………………34
重み付き κ …………………99
重み付け…………………64

か
回帰効果 …………………118
介護保険…………………65
χ^2 検定 …………………108
回答選択肢…………………52
学力試験の偏差値 …………68
下降性調節系…………………22
カットオフ値 …………………72
ガットマン法 …………………60
カテゴリ化 …………………70
カテゴリ数…………………56, 119
カテゴリの出現度数…………97, 107
簡易版 …………………35, 47
感覚閾値 …………………16
間隔変数 …………………57, 65
関節可動域 …………………12
感度 …………………71
カントの呪縛…………………16
官能検査 …………………19

き
基準汚染 …………………104
基準関連妥当性 …………103
基準測定 …………………103
気導聴力検査…………………34
基本的 ADL …………………38
基本単位 …………………9
逆翻訳…………………49
級内相関係数…………………95

曲線下面積……………………73
虚構点………………………47

く

偶然誤差…………………88, 118
クオリティ・オブ・ライフ………40
組立単位………………………9
クラスカル・ウォリスの検定……139
クロステーブル………71, 97, 107
クロンバッハのα係数…………100

け

系統誤差………………………90
計量心理学………………16, 102
限界値表……………………123
健康関連 QOL…………………40
検者間信頼性…………………81
検者内信頼性…………………81
検定統計量…………………123

こ

較正……………………………10
構成概念……………………109
構成概念妥当性……………109
コーエンのκ係数………………98
コーヘンの効果サイズ…………115
ゴールドスタンダード………71, 103
国際基準………………………10
国際単位………………………11
国際単位系……………………9
誤差分散………………………88
国家基準………………………10
骨導聴力検査…………………34
コルモゴロフ・スミルノフの適合度試験……………………120

昏睡スケール…………………30

さ

サーストン法…………………59
サブスケール………………40, 100
3-3-9度方式…………………30

し

識別能力………………………73
嗜好型官能検査………………19
疾患特異的 QOL 評価スケール……42
疾患特異的評価………………40
質問項目………………………52
質問紙…………………………52
ジャスタースケール……………58
シャピロ・ウィルクスの検定……120
重症度分類……………………31
収束の妥当性………………110
自由度………………86, 138, 143
主観的評価スケール…………23
受信者操作特性曲線…………72
手段的 ADL……………………38
順位統計量…………………122
順位和…………………123, 130
順序変数………………………57
除外基準……………………114
触2点弁別閾値………………16
冗長性………………………100
触覚計…………………………17
侵害刺激………………………20
侵害受容器……………………20
身体活動能力…………………32
身長体重チャート……………69
信頼性…………………………81
信頼性係数……………………91

す

数量化 ……………………………… 8
スクリーニング ………………… 47, 70
スコア ……………………………… 66
スコアリング …………………… 52, 61
スティール・ドゥワスの検定 …… 150
スティールの検定 ………………… 155
ステュデント化された範囲の分布
　　………………………………148, 150
スピアマンの順序相関係数 ……… 105

せ

正規確率紙 ………………………… 120
正規性の検定法 …………………… 120
正規分布 …………………………… 119
精度 ……………………………… 6, 81
z 値 ………………………………… 66
選択基準 …………………………… 114
先天性無痛覚症 …………………… 21

そ

総合評価 …………………………… 62
双方向スケール …………………… 55
測定誤差 ………………………… 6, 81
測定値のばらつき ………………… 81

た

対応のある t 検定 ………………… 132
対応のない t 検定 ………………… 125
第 5 のバイタルサイン …………… 23
代謝当量 …………………………… 32
体性感覚 …………………………… 20
対比 ………………………………… 146
多群間の等分散性の検定法 ……… 136
多重性 ……………………………… 146
多重比較 …………………………… 146
多属性―多方法マトリクス ……… 110
妥当性 ……………………………… 102
ダネットの検定 …………………… 154
ダネットの検定のための限界値表
　　………………………………154, 155
単位量 ……………………………… 8

ち

知能指数 …………………………… 68
聴性脳幹反応 ……………………… 19
著作権 ……………………………… 49

つ

対比較法 …………………………… 59
痛覚の閾値 ………………………… 21

て

テスト-再テスト信頼性 …………… 93
テューキーの検定 ………………… 148
天井効果 …………………………… 56

と

統計学的仮説検定法 ……………… 119
同時的妥当性 ……………………… 104
同順位補正 ………………………… 131
ドゥランブル ……………………… 8
特異度 ……………………………… 71
度量衡 ……………………………… 8
トレーサビリティ ………………… 10

な

内部一貫性 ………………………… 101
内容的妥当性 ……………………… 103

に

日常生活活動……………………38
2値変数………………17, 57, 97, 107
2分割信頼性……………………100
New York Heart Association（NYHA）
　の分類……………………………30

の

ノンパラメトリック検定法………122

は

パーセンタイル……………………69
パーソナリティ……………………47
バートレット検定………………136
外れ値………………………120, 124
長谷川式簡易知能評価スケール……63
パラメトリック検定法……………122
反応性……………………………115
反復測定分散分析…………………85

ひ

ピアソンの相関係数……………104
ビジュアル・アナログ・スケール…24
ヒストグラム……………………120
ピッチマッチ検査…………………20
比変数………………………………57
Hugh-Jonesの分類………………30
評価の一致率………………………97
標準化………………………………66
標準偏差……………………………82
標本数の算出……………………116
表面的妥当性……………………102

ふ

ファイ係数………………………107
フェイススケール……………25, 40
フリードマンの検定……………144
分散…………………………………81
分散分析表……………88, 139, 144
分析型官能検査……………………19

へ

平均平方和……………87, 138, 143
偏差平方和……………86, 137, 142
変動係数……………………………82
変動範囲……………………………82
弁別的妥当性……………………110

ほ

包括的QOL評価スケール…………42
包括的評価…………………………40
母数…………………………66, 122

ま

マン・ホイットニーの検定………128
慢性的不安反応……………………47

み

耳鳴り検査…………………………20

め

名義変数……………………………57
メシェン……………………………8

ゆ

床効果………………………………56

よ

要介護度の認定…………………………65
予測妥当性 ……………………………104

ら

ラウドネスバランス検査……………20

り

リカートスケール………………………55

離

離散変数……………………………57, 119
リリフォースの検定 ………………120
履歴効果………………………………94

る

ルービン検定 …………………………136

れ

連続変数 ……………………24, 57, 119

欧文索引

A

activities of daily living, ADL ········38
aftereffect ········94
audiogram ········34
auditory brainstem response ········19

B

back translation ········49
Barthel index, BI ········38
Bartlett test ········136
base units ········9
basic ADL ········38

C

χ^2 test ········108
ceiling effect ········56
coefficient of variance, CV ········82
Cohen's effect size ········115
Cohen's Kappa coefficient, κ ········98
concurrent validity ········104
construct ········109
construct validity ········109
content validity ········103
continuous variable ········24, 57, 119
contrast ········146
convergent validity ········110
copyright ········49
criterion contamination ········104
criterion measure ········103
criterion validity ········103
Cronbach's α coefficient ········100
crosstable ········71, 97, 107
cutoff ········72

D

Delambre ········8
derived units ········9
df ········86, 138, 143
dichotomous variable ········17, 57
discrete variable ········57, 119
discriminant validity ········110
disease specific measure ········40
Dunnett test ········154

E

exclusion criteria ········114

F

5th vital sign ········23
F test ········126
face scale ········25, 40
face validity ········102
factor analysis ········110
floor effect ········56
Friedman test ········144

G

gate-control theory ········22
generic measure ········40

Glasgow coma scale, GCS ･････････29
gold standard ････････････････71, 103
Guttman method ･･････････････････60

H

health-related QOL ･･････････････････40

I

inclusion criteria ･････････････････114
instrumental ADL ･･････････････････38
intelligence quotient ････････････････68
internal consistency ･･････････････101
International System of Unit ･･････････9
International unit, IU ･･･････････････11
inter-tester reliability ･･･････････････81
interval variable ･･･････････････････57
intraclass correlation coefficient, ICC･･･95
intra-tester reliability ･･････････････81
IQ ･･････････････････････････････68

J

Japan coma scale, JCS ･･････････････30
Juster scale ･････････････････････････58

K

Kant･････････････････････････････16
Kolmogorov-Smirnov test of fit ･･････120
Kruskal-Wallis test ･･････････････139

L

Levene test ････････････････････････136
Lie score ･････････････････････････47
Likert scale ･･････････････････････55
Lilliefors test ････････････････････120

M

Manifest anxiety scale････････････････47
Mann-Whitney test ･･････････････128
MAS ･････････････････････････････47
McGill pain questionnaire, MPQ ･･････35
Mean square ･････････････87, 138, 143
Méchain･････････････････････････････8
Medical Outcome Study, MOS ･･････････40
metabolic equivalent, MET･････････････32
Minnesota Multiphasic Personality Inventory, MMPI ･･････････････････････47
MOS Short-form36item health survey   40
MS ･･･････････････････････87, 138, 143
multiple comparisons ･･･････････････146
multiplicity ･･･････････････････････146
multitrait-multimethod matrix ･･･････110

N

nociceptor ･････････････････････････20
nominal variable ････････････････････57
non-parametric test ･････････････････122
normal probability paper ･････････････120

O

one way analysis of variance ･････････136
one way ANOVA ･･････････････････136
one way repeated-measures ANOVA   141
order statistic ･･････････････････････122
ordinal variable ･････････････････････57

P

pain threshold ･････････････････････21
paired t test ･････････････････････132
paired-comparison technique ･････････59

parameter ······························ 66, 122
parametric test ······················ 122
Pearson's correlation coefficient, r_P
··· 95, 104
percentile ······························ 69
personality ···························· 47
phi coefficient, ϕ ···················· 107
precision ······························ 6, 81
predictive validity ·················· 104
psychometry ························· 16

Q

QOL-ACD ····························· 40
quality of life, QOL ················ 40
quantitation ·························· 8

R

range of motion, ROM ··········· 12
rank ······································ 122
ratio variables ······················· 57
receiver operating characteristic curve,
 ROC ································· 72
redundancy ··························· 100
regression to the mean ············ 118
reliability ······························ 81
reliability coefficient, r ··········· 91
repeated measures ANOVA ····· 85
responsiveness ······················ 115

S

scoring ·································· 52
screening ······························ 47
sensitivity ····························· 71
sensory evaluation ·················· 19
SF-36 ··································· 40

SF-MPQ ································ 35
Shapiro-Wilks test ·················· 120
SI ··· 9
somatosensory ······················· 20
Spearman's rank correlation coefficient, r_S
··· 106
Specific activity scale, SAS ····· 32
specificity ······························ 71
split-half reliability ················ 100
standard deviation, SD ··········· 82
standardization ······················ 66
Steel test ································ 155
Steel-Dwass test ···················· 150
Sum of squares, SS ········ 86, 137, 142

T

test-retest reliability ··············· 93
the area under the curve ········· 73
threshold ······························ 17
Thurstone's method ················ 59
traceability ···························· 10
Tukey test ····························· 148

U

unit ······································ 8
unpaired t test ······················· 125

V

validity ································· 102
variance, V ··························· 81
visual analogue scale, VAS ····· 24

W

Wall ····································· 22
Weber ··································· 16

weighted kappa ·····························99
Welch's t test ······························128
Wilcoxon's signed rank test ············134

Z

z score ····································66

[著者略歴]

奥田　千恵子　医学博士

1972年　京都大学薬学部製薬化学科卒業
1986年　京都府立医科大学麻酔学教室講師
1993年　㈶ルイ・パストゥール医学研究センター
　　　　基礎研究部医療統計部門研究員
　　　　京都府立医科大学客員講師

[所属学会]

日本薬理学会，学術評議員
日本アルコール・薬物医学会評議員

[著　書]

医薬研究者のためのケース別統計手法の学び方，金芳堂，京都，1999
医薬研究者の視点からみた道具としての統計学，金芳堂，京都，2001
医薬研究者のための統計記述の英文表現（改訂2版），金芳堂，京都，2004
医薬研究者のための研究デザイン入門，金芳堂，京都，2004
医薬研究者のための統計ソフトの選び方（改訂2版），金芳堂，京都，2005

・ご意見・ご質問があれば以下のアドレスまでお寄せ下さい．

okudac@zeus.eonet.ne.jp

医薬研究者のための　評価スケールの使い方と統計処理

2007年6月1日　第1版第1刷発行　　　　　〈検印省略〉

著　者	奥　田　千恵子	
	OKUDA, Chieko	
発行者	柴　田　勝　祐	
印　刷	西濃印刷株式会社	
製　本	株式会社兼文堂	

発行所
株式会社
金芳堂

〒606-8425
京都市左京区鹿ヶ谷西寺ノ前町34
振替 01030-1-15605　　電 075(751)1111(代)
http://www.kinpodo-pub.co.jp/

© 奥田千恵子，金芳堂，2007　　　　　　　　　Printed in Japan
落丁・乱丁本は直接小社へお送りください．お取替え致します．

ISBN978-4-7653-1303-2

JCLS＜㈱日本著作出版権管理システム委託出版物＞
本書の無断複写は著作権法上での例外を除き禁じられています．複写される場合は，そのつど事前に㈱日本著作出版権管理システム（電話 03-3817-5670, FAX 03-3815-8199）の許諾を得てください．

●医薬研究者のための統計学シリーズ

医薬研究者のための
研究デザイン入門

著 奥田千恵子 ルイ・パストゥール医学研究センター

医薬研究者にとって最も統計学の知識が必要なのは，研究をデザインするとき，すなわち研究を始める前である．小規模な研究，たとえば，患者のデータ（カルテなど）をまとめて論文にしたい臨床医，医師と共同研究をする製薬会社の研究者，あるいは，食べ物と健康の関係をさぐる栄養士などを対象とした入門書．

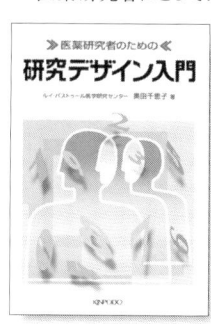

ISBN4-7653-1131-7

A5判・134頁　定価2,100円
（本体2,000円＋税5%）

医薬研究者のための
統計記述の英文表現 改訂2版

著 奥田千恵子 ルイ・パストゥール医学研究センター

医薬分野の英文雑誌に投稿する論文準備中の研究者の方々のための参考書．統計解析関連表現の要点を，各種のガイドラインや論文を参考に，主要な雑誌の実例を用いて示した．改訂版では，使用頻度の高い手法の記述例を新たに加え，用語の邦訳を最新の表現に改め，さらに充実した．

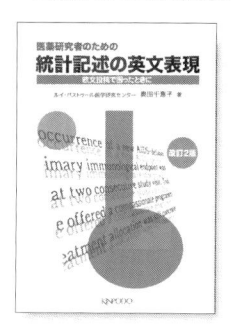

ISBN4-7653-1120-1

A5判・200頁　定価3,150円
（本体3,000円＋税5%）

医薬研究者のための
統計ソフトの選び方 改訂2版

著 奥田千恵子 ルイ・パストゥール医学研究センター

統計専用ソフトは個人で所有するには高額で，使いこなすにも時間がかかる．使ってみると，必要な解析手法が含まれていない，解析結果の見方がわからない等の問題が発生する．「Excelの次のソフト」を探している研究者のための選択の指針を，SPSS, JMP, Prismなどと比較して示した．

A5判・150頁　定価2,520円（本体2,400円＋税5%）　ISBN4-7653-1197-X

医薬研究者の視点からみた
道具としての統計学

著 奥田千恵子 ルイ・パストゥール医学研究センター

統計学の基本概念を，研究者の思考過程になじんだ言葉で解説し直し，統計学を道具として使いこなせるように導くユニークなガイドブック．統計手法を用いるための条件や結果の解釈に必要な計算手順を数値例を用いて解説，統計手法選択のポイントもまとめた．

A5判・227頁　定価3,150円（本体3,000円＋税5%）　ISBN4-7653-1033-7

医薬研究者のための
ケース別統計手法の学び方

著 奥田千恵子 ルイ・パストゥール医学研究センター

医学および医薬品関連分野でデータを統計処理する時，ソフトの解説書でぴったりした例を見つけるのは至難の業である．本書は医薬論文や医薬品認可の公文書作成の際の具体的な質問を12のケースに分類し，それらに答えるという形式で使用頻度の高い統計学の基礎知識が学べるように工夫されている．

A5判・146頁　定価1,890円（本体1,800円＋税5%）　ISBN4-7653-0920-7

金芳堂　〒606-8425 京都市左京区鹿ケ谷西寺ノ前町34
☎(075)751-1111・FAX(075)751-6858　http://www.kinpodo-pub.co.jp/